# AIDE-MÉMOIRE

### DES

# MALADIES DE L'ESTOMAC

# LIBRAIRIE J.-B. BAILLIÈRE et FILS

---

**BONNET (V.).** — Précis d'analyse microscopique des denrées alimentaires. Caractères, procédés d'examen, altérations et falsifications. Préface par L. GUIGNARD. 1 vol. in-18, 200 pages, 163 fig. et 20 pl. col. cart.   6 fr.

**BONNEJOY.** — La végétarisme et le régime végétarien rationnel. Introduction par le docteur DUJARDIN-BEAU-METZ. 1891, 1 vol. in-16, 342 pages (*Bibliot. scient. contemporaine*).................................... 3 fr. 50

**BOUVERET (L.).** — Traité des maladies de l'estomac, 1893, 1 vol. in-8 de 744 pages.............. 14 fr.

**BREVANS (de).** — Les conserves alimentaires. 1894, 1 vol. in-16 de 396 p., avec 12 fig.,cart. (*Bibl. des conn. utiles*)...................................... 4 fr.

**CYR (J.).** — Traité de l'alimentation. 1 vol. in-8 de 674 p........................................ 8 fr.

**DEGOIX.** — Hygiène de la table. 1892, 1 vol. in-16 de 160 p. (*Petite Bibliothèque médicale*).......... 2 fr.

**FONSSAGRIVES.** — Hygiène alimentaire des malades, des convalescents et des valétudinaires, 3ᵉ *édition*. 1 vol. in-8 de 688 p................................. 8 fr.

**GILLET.** — Formulaire des Régimes alimentaires. 1897, 1 vol. in-18 de 316 p., avec fig., cartonné... 3 fr.

**HÉRAUD.** — Les secrets de l'alimentation, à la ville et à la campagne. Recettes, formules et procédés d'une utilité générale et d'une application journalière. 1890, 1 vol. in-18 jésus de 423 p., avec 225 fig.,cart. (*Bibliothèque des connaissances utiles*).............. 4 fr.

**LEFERT (P.).** — La pratique des maladies de l'estomac et de l'appareil digestif dans les hôpitaux de Paris. 1894, 1 vol. in-18, cart.................... 3 fr.

**MACÉ.** — Les substances alimentaires étudiées au microscope, surtout au point de vue de leurs altérations et de leurs falsifications. 1891, 1 vol. in-8 de 500 pages, avec 402 fig., et 24 pl. color.,dont 8 reproduites d'après les *Études sur le Vin* de L. PASTEUR.. 14 fr.

**MARVAUD (A.).** — Des aliments d'épargne, alcools et boissons aromatiques (café, thé, maté, cacao, coca); effets physiologiques, applications à l'hygiène et à la thérapeutique. 2ᵉ *édition*, 1 vol. in-8 de 504 p.... 6 fr.

# AIDE-MÉMOIRE

DES

# MALADIES DE L'ESTOMAC

### Par le Professeur Paul LEFERT

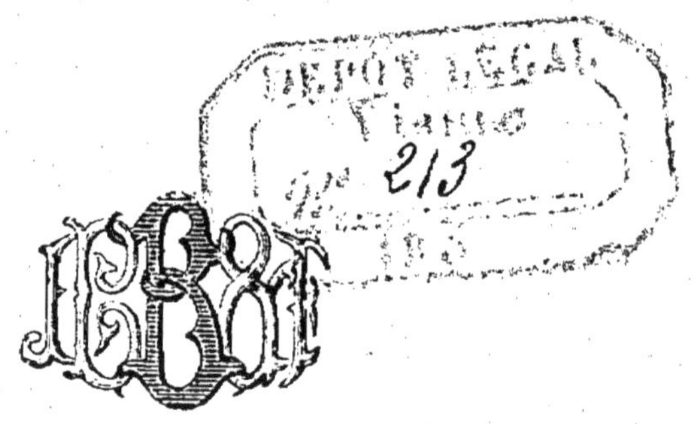

## PARIS

### LIBRAIRIE J.-B. BAILLIÈRE ET FILS

19, RUE HAUTEFEUILLE, PRÈS DU BOULEVARD SAINT-GERMAIN

—

1900

# PRÉFACE

—

L'*Aide-mémoire des maladies de l'estomac* a été écrit pour les praticiens : aussi avons-nous réduit au minimum l'anatomie pathologique et les théories, n'insistant que sur celles qui sont acceptées par la majorité des auteurs, ou bien sur celles qui nous ont semblé de nature à rendre plus facile la compréhension des symptômes, ou bien encore sur celles qui ont été le point de départ de méthodes thérapeutiques.

L'ouvrage se divise en quatre parties :

La première partie est consacrée à l'étude de la *Séméiologie de l'estomac* : nous l'avons faite aussi détaillée que possible, dans l'espoir qu'ainsi l'étude des maladies sera rendue plus facile, et qu'il sera plus aisé d'attribuer à chaque manifestation morbide la valeur qu'elle comporte.

Dans la deuxième partie, nous réunissons sous le nom général de *Maladies causées par une inflammation ou une intoxication*, les dyspepsies aiguës et chroniques, les gastrites ; cette dénomination basée sur l'étiologie est moins exclusive que les anciennes, elle ne prête pas à la discussion, elle permet en outre de rapprocher des gastrites aiguës les embarras gastriques et l'indigestion, affections si voisines au point de vue clinique et cependant dépourvues de la lésion anatomique durable.

La troisième partie comprend les *gastropathies caractérisées par une lésion bien définie*, spéciale à chacune d'elles ; c'est-à-dire l'ulcère, le cancer, la sclérose du pylore, et les malformations de l'estomac.

Enfin la quatrième partie présente un tableau succinct des *Relations morbides qui unissent au reste de l'organisme les manifestations morbides de l'estomac.*

Nous avons bon espoir que cet *Aide-mémoire* rendra service aux praticiens et aux élèves.

P. LEFERT.

# AIDE-MÉMOIRE

## DES

# MALADIES DE L'ESTOMAC

---

## PREMIÈRE PARTIE

## SÉMÉIOLOGIE DE L'ESTOMAC

L'étude de la séméiologie de l'estomac comprend deux parties qui feront l'objet de deux chapitres distincts : le premier sera consacré à l'exposé des troubles que peuvent présenter les principales fonctions de l'estomac, et des symptômes qui en résultent ; dans le second, nous dirons comment il faut conduire l'examen clinique d'un malade souffrant de l'estomac, et quels procédés il convient d'employer soit au lit du malade, soit au laboratoire, pour arriver à acquérir une notion aussi complète que possible de sa maladie.

## CHAPITRE PREMIER

### TROUBLES DES PRINCIPALES FONCTIONS DE L'ESTOMAC ET LEURS SYMPTOMES

L'estomac a trois fonctions principales : la *sensibilité*, la *motricité*, la *sécrétion* ; leurs altérations, que nous allons passer en revue, se traduisent cliniquement par des *douleurs*, des *vomissements*, enfin des *fermentations*. Nous négligeons à dessein de parler de l'absorption stomacale; elle est peu importante physiologiquement, d'aucuns disent même à peu près nulle. et nous ne savons pas si ses modifications peuvent être considérées comme un élément de maladie.

## § 1er. -- TROUBLES DE LA SENSIBILITÉ DOULEURS GASTRIQUES

Rien n'est plus variable que les sensations douloureuses accusées par les dyspeptiques. Nous allons indiquer les principaux types de douleurs, et rechercher quelle valeur séméiologique il convient d'attribuer à chacun d'eux.

**1° Principaux types de douleurs**. — Comme toutes les sensations douloureuses, quelles qu'elles soient, les douleurs d'estomac présentent trois ordres de variations, portant sur : le *moment* où elles se produisent, leur *siège*, enfin leurs *caractères propres*, c'est-à-dire leur *durée*, leur *intensité*, leur *qualité*.

*a)* **Moment de la douleur**. — Rarement, les malades souffrent d'une façon continue, jour et nuit, comme cela peut se produire dans les crises gastriques très intenses où l'on voit les malheureux patients torturés pendant plusieurs jours de suite par des souffrances atroces. D'ordinaire, les douleurs sont intermittentes ou tout au moins présentent des rémissions très marquées, le maximum de douleur se trouve alors, le plus souvent, pendant la période digestive, quelquefois en dehors d'elle, dans la matinée, lorsque le malade est à jeun depuis un certain nombre d'heures.

Les douleurs qui surviennent *pendant la digestion* se divisent elles-mêmes en plusieurs catégories, suivant qu'elles surviennent aussitôt après l'ingestion des aliments, ou bien quelque temps après, ou, enfin, au bout de plusieurs heures, vers la fin de la digestion.

Certains malades souffrent *immédiatement* après l'ingestion des aliments. Ces douleurs immédiates appartiennent surtout aux affections organiques de l'œsophage et du cardia, ou à l'ulcère de l'estomac. Lorsqu'il existe un rétrécissement de l'œsophage ou du cardia, quelle qu'en soit la nature, ou même dans certains cas de spasme, le malade éprouve aussitôt après l'ingestion des aliments, principalement lorsqu'il s'agit de substances dures, comme le pain, la viande, etc..., une sensation d'arrêt derrière le sternum, qu'il décrit comme une douleur plus ou moins forte, parfois véritablement angoissante, au point que le malade élimine systématiquement les solides de son alimentation, par crainte de réveiller cette douleur. De même, dans nombre de cas, les sujets porteurs d'un ulcère de l'estomac éprouvent une vive douleur quelques secondes après l'ingestion des aliments, alors que ceux-ci viennent irriter par leur contact, la surface ulcérée.

D'autres malades n'éprouvent de douleurs *qu'après un certain temps :* par exemple lorsqu'il se produit, sous l'influence de l'alimentation, des fermentations gastriques, c'est vingt minutes, une demi-heure ou une heure après les repas que les malades commencent à éprouver une certaine gêne.

Enfin, d'autres douleurs surviennent *tardivement*, trois ou quatre heures après les repas. C'est là un caractère très important, car il suffit à faire soupçonner l'hyperchlorhydrie. Ces douleurs tardives appartiennent surtout à l'hyperchlorhydrie. Presque seuls en effet, parmi tous les dyspeptiques, les malades atteints d'hyperchlorhydrie ne commencent à souffrir de l'estomac que trois ou quatre heures après les repas, alors que le suc gastrique hyperacide, n'ayant plus d'albuminoïdes à neutraliser, se trouve mis en liberté, et irrite plus fortement la muqueuse gastrique.

Remarquons, en terminant, que, la digestion se trouvant, comme les autres fonctions de l'organisme, ralentie pendant le sommeil, le moment des douleurs peut se trouver retardé après le repas du soir, par exemple, lorsque les hyperchlorhydriques sont réveillés la nuit par une crise douloureuse, c'est vers minuit ou une heure du matin, c'est-à-dire quatre ou cinq heures après leur dîner.

Les douleurs qui surviennent *en dehors de la digestion* sont moins fréquentes et peuvent se produire à différents moments de la matinée. Quelques malades commencent à souffrir aussitôt réveillés; certains hyperchlorhydriques ayant du liquide le matin à jeun dans l'estomac souffrent tant qu'ils n'ont pas dilué ou neutralisé leur excès de liquide hyperacide en ingérant, soit quelque aliment, soit quelque médicament. D'autres ne souffrent que plus tard, vers dix ou onze heures; ils éprouvent alors, lorsqu'ils ont faim, des douleurs parfois très intenses ; cette *faim douloureuse* se retrouve chez les neurasthéniques, qui ont de véritables *fringales* nécessitant une satisfaction immédiate, et chez certains hyperchlorhydriques ; on incrimine, dans ce dernier cas, la sécrétion réflexe qui se produirait sous l'influence de la faim et qui, vu l'hyperacidité du liquide sécrété, irrite douloureusement la muqueuse gastrique.

Enfin certains malades souffrent le matin, *au moment où ils se lèvent*, cette douleur ne se produisant pas s'ils restent dans le décubitus horizontal. C'est là un caractère important ; cette douleur, qui se produit lors d'un changement de position, appartient soit aux ptoses, soit aux adhérences périgastriques, l'estomac tiraillant alors avec excès sur des attaches naturelles ou pathologiques ; d'autres malades éprouvent en se levant non plus des douleurs véritables, mais des nausées et une pesanteur rétro-sternale ; ce sont des névropathes ou des éthyliques : ces nausées se terminent par le rejet d'une petite quantité de liquide glaireux, que l'on croit être de la salive déglutie pendant le sommeil et retenue dans l'œsophage grâce à un spasme du cardia, la sensation douloureuse se produisant lorsque, sous l'influence du passage à la station verticale, l'œsophage se distend et vient tirailler les filets des pneumogastriques qui l'enlacent.

*b)* **Siège de la douleur.** — Les malades indiquent ordinairement la partie sus-ombilicale de l'abdomen, c'est là que se trouve le maximum de la douleur. Tantôt elle est bien localisée au creux épigastrique, tantôt elle est plus diffuse, et s'étend transversalement vers les hypochondres. Les irradiations, qui manquent rarement, se font en plusieurs sens; on connaît « la douleur en broche » de l'ulcère retentissant dans le dos, et transfixant le malade : les dyspeptiques flatulents éprouvent une sensation pénible, qui occupe souvent toute la partie supérieure de l'abdomen, parfois à la manière d'une barre qui pèserait sur l'estomac, ou bien leur gêne remonte vers la région précordiale, voire même vers le thorax et le cou, et peut simuler une crise d'asthme ou d'angine de poitrine; enfin, on connaît la « douleur en ceinture » qui accompagne certaines affections gastriques, notamment les crises gastralgiques du tabès.

Lorsqu'on cherche, par le palper, à déterminer le siège exact de la douleur, on constate que, le plus souvent, son maximum se trouve bien nettement localisé en un point spécial, souvent aussi bien limité que le point de Mac Burney dans l'appendicite; c'est le *point épigastrique*. M. Mathieu, qui s'est attaché à repérer aussi exactement que possible ce « point épigastrique », le place à droite de la ligne médiane, sur le trajet d'une ligne unissant l'extrémité antérieure des 8e ou 9e côtes droite et gauche; il peut d'ailleurs se trouver un peu plus bas; son étendue est ordinairement peu considérable, elle équivaut généralement à la dimension d'une pièce de deux francs. M. le Dr Roux, élève de M. Mathieu, a pu s'assurer en enfonçant sur des cadavres, des aiguilles qui, pénétrant au niveau précis où on avait noté pendant la vie le point « épigastrique », traversaient complètement l'abdomen, et allaient s'implanter solidement dans la colonne vertébrale que ce point correspond exactement au plexus solaire, et que ses variations de sièges suivent exactement les variations de position du tronc cœliaque et du plexus solaire. Il s'agirait donc d'une douleur névralgique ayant pour siège le plexus qui innerve l'estomac.

Dans un certain nombre de cas, la région épigastrique tout entière est douloureuse au palper.

Nous n'insisterons pas sur la sensibilité exquise qui accompagne les périgastrites et indique une inflammation péritonéale ; signalons, au contraire, la *sensibilité, le long de la grande courbure*, que décèle le palper dans certaines gastrites chroniques ; M. Mathieu enseigne que cette localisation spéciale ne se rencontre guère que dans deux cas ; dans la gastrite éthylique et chez les névropathes.

*c)* **Caractères de la douleur.** — L'*intensité* de la douleur est extrêmement variable : elle se réduit parfois à une simple sensation de gêne ; d'autres fois, elle est atroce, arrachant des cris au malade, le faisant se tordre, se rouler ; entre ces deux extrêmes, existent tous les intermédiaires.

Le *mode* de la douleur est, lui aussi, très varié ; le plus souvent, les malades la comparent à une sensation de brûlure, de rongement, de déchirement, de plaie à vif ; la sensation de crampe est bien spéciale, et correspond ordinairement à une contracture douloureuse de l'estomac ; d'autres fois, il s'agit d'une pesanteur, d'une oppression, d'une sensation de gonflement, qui s'accompagne parfois de ballonnement de l'épigastre, et appartient plutôt à la distension gazeuse de l'estomac.

Enfin, la *durée* des sensations douloureuses et

la *fréquence de la répétition* sont extrêmement variables. C'est ainsi que les malades atteints de crises gastralgiques ne souffrent parfois qu'une ou deux fois par an, pendant plusieurs jours, et se portent parfaitement bien dans l'intervalle de leurs crises ; de même, certains hyperchlorhydriques ont des douleurs intermittentes, revenant par crises qui se répètent, par exemple, tous les mois ou tous les deux mois, et durent plusieurs jours ; les sensations douloureuses se réduisant dans l'intervalle à peu de chose. Mais, le plus souvent, les douleurs gastriques n'offrent pas ce caractère d'intermittence : les malades souffrent tous les jours ou à peu près, ou même plusieurs fois par jour : les douleurs se reproduisant par accès, souvent aux mêmes heures. C'est ainsi, par exemple, que certains hyperchlorhydriques ont jusqu'à trois accès par jour : un, le matin, vers dix ou onze heures, sous l'influence de la faim ; le second, dans l'après midi, trois ou quatre heures après les repas ; le troisième enfin, dans la nuit, vers minuit ou une heure du matin, chacun de ces accès durant une ou deux heures ; il en est ainsi pendant quelques jours, au bout desquels les sensations douloureuses diminuent d'intensité, pendant une période variable, pour augmenter ensuite de nouveau.

**2° Valeur séméiologique des douleurs d'estomac.** — En analysant les principales variations des douleurs gastriques, nous avons vu que certaines d'entre elles avaient une physionomie bien spéciale : elles acquièrent alors une grande valeur séméiologique et deviennent fort utiles pour établir le diagnostic. Il est souvent difficile de méconnaître les crises gastralgiques des tabétiques, tellement sont caractéristiques ces douleurs atroces, survenant par crises d'une durée de plusieurs jours, pendant lesquels le malade ne peut goûter un instant de repos, puis les douleurs cessent aussi brusquement qu'elles étaient venues, et le sujet qui, une heure auparavant, était en proie à d'atroces souffrances, se trouve tout à coup complètement délivré jusqu'à la crise suivante, qui revient des semaines, des mois après.

De même, on fait souvent le diagnostic d'hyperchlorhydrie, rien qu'en entendant les malades décrire leurs crises douloureuses, qui viennent trois ou quatre heures après les repas, qui consistent en une douleur très vive qu'ils comparent à une brûlure, un tortillement, etc., et qui se calment au bout d'une heure ou deux, surtout s'ils ingèrent quelque aliment. Toutefois, il faut bien savoir que ces caractères n'ont rien d'absolu et peuvent se rencontrer dans d'autres affections que celles qui s'accompagnent d'hyperchlorhydrie.

Enfin, la localisation de certaines douleurs présent quelque importance : par exemple, la douleur en broche, qu'on a donnée comme spéciale à l'ulcère, bien qu'elle puisse se présenter dans l'hyperchlorhydrie simple; la douleur au palper le long de la grande courbure, qui, pour M. Mathieu, indique une gastrite éthylique ou un état névropathique; enfin, la sensation de crampe, qui indique d'ordinaire une contracture musculaire de l'estomac.

Ainsi, les caractères spéciaux que peuvent présenter les différents types de douleurs gastriques sont souvent précieux pour le diagnostic; mais ce n'est qu'exceptionnellement qu'ils aquièrent la valeur d'un symptôme pathognomonique.

D'une manière générale, on peut dire que la douleur d'estomac indique au moins un trouble fonctionnel de cet organe, mais son *intensité* n'est nullement proportionnelle à la gravité de la maladie; la douleur est la manifestation d'une réaction nerveuse à une excitation : le rôle de l'excitation est bien démontré; les hyperchlorhydriques , par exemple, cessent souvent de souffrir dès que leur estomac est débarrassé, soit par un vomissement, soit par un lavage, du liquide hyperacide qu'il renfermait ou encore, dès que ce liquide est dilué ou neutralisé par l'ingestion de substances appropriées alimentaires ou médicamenteuses. Mais le facteur le plus important dans la genèse de la douleur, c'est le *nervosisme* du sujet; certains ne sont nullement gênés malgré un chimisme tout à fait anormal et une gastrite des plus prononcées; au contraire, les névropathes ont, pour un rien, des douleurs d'une intensité parfois extrême; enfin, en face d'un chimisme identique, on observe à chaque instant des réactions douloureuses fort inégales.

Les variations d'intensité de la douleur, *chez le même sujet*, ont une valeur séméiologique plus considérable. Il est d'un bon augure de voir, sous l'influence du traitement institué, les douleurs s'amender rapidement; au contraire, leur accroissement en fréquence et en intensité n'indique que trop souvent les progrès de la maladie.

## § 2. — TROUBLES DE LA MOTRICITÉ

**1° La Motricité à l'état normal.** — La musculature de l'estomac remplit une double fonction pendant la période gastrique de la digestion, les mouvements incessants de l'estomac opèrent un brassage continuel des substances qu'il contient, et assurent le mélange parfait du suc gastrique et des substances qu'il doit imbiber. Puis, lorsque l'action du suc gastrique est accomplie, les contractions musculaires de l'organe font progresser son contenu dans le duodénum. On a discuté pour savoir comment s'effectue, au juste, cette évacuation; d'après MM. Richet et Rossbach, elle se ferait tardivement, les substances alimentaires franchissant le pylore en bloc, pendant la dernière demi-heure de la digestion; pour d'autres, au contraire, l'évacuation serait continue et débuterait bien plus tôt; on l'a vue commencer au bout d'un quart d'heure, chez des chiens porteurs d'une fistule duodénale; sur l'homme, M. Mathieu, à l'aide de sa méthode dont nous exposerons plus loin le principe, a pu constater que le volume du contenu de l'estomac commence à varier une demi-heure après le repas d'épreuve. Pour lui, l'estomac réglerait la quantité de liquide qu'il contient, l'évacuation se ferait par une série d'ondes allant du cardia au pylore, et dont chacune amènerait l'issue d'une petite quantité de liquide. Il semble, toutefois, que l'évacuation présente deux maxima : le premier au début de la digestion; le deuxième, plus marqué, à la fin; d'où l'erreur de ceux qui croient à une évacuation tardive, en bloc.

**2· Altérations de la motricité.** — L'importance qu'il convient de leur attribuer est fort diversement interprétée suivant les auteurs. Tandis que, pour M. Hayem, la sécrétion est le phénomène essentiel, et que la sécrétion règle la motricité, M. Mathieu soutient la théorie inverse et enseigne que la motricité est la fonction dont la conservation offre le plus d'importance au point de vue de l'équilibre digestif. La production du suc gastrique n'est pas un phénomène essentiel à l'existence, on a pu souvent, chez le chien, et, dans plusieurs cas, chez l'homme, supprimer complètement l'estomac sans cette que ablation amène, au moins immédiatement, des troubles bien sérieux. Pathologiquement, l'hypochlorhydrie, alors même qu'elle est très marquée, n'amène de phénomènes morbides que si la motricité est insuffisante ou bien s'il existe une réaction nerveuse exagérée, produisant de la douleur. D'après M. Mathieu, l'état de la motricité commanderait même, dans une certaine mesure, celui de la sécrétion, la stase produisant une excitation sécrétoire.

En tous cas, les altérations de la motricité peuvent donner lieu à tout un ensemble de phénomènes morbides : nous allons les passer en revue.

La contractilité musculaire de l'estomac peut être *exagérée*, *affaiblie*, ou *s'exercer d'une manière incoordonnée*.

*a)* **Exagération de la contractilité.** — Lorsqu'elle s'étend à la musculature tout entière, elle n'a d'autre effet que de hâter l'évacuation de l'estomac, pourvu toutefois que le pylore soit demeuré largement perméable; comme, d'ordinaire, elle accompagne l'hyperchlorhydrie, dans laquelle le suc gastrique est plus actif que normalement, l'évacuation trop rapide de l'estomac n'a, en somme, que peu d'inconvénients.

Lorsqu'il existe une sténose du pylore, l'hypertrophie de la musculature devient un phénomène heureux, compensant, pour un temps, les fâcheux effets de la sténose ; elle est, alors, comparable à l'hypertrophie du cœur gauche, en cas de rétrécissement mitral, et, en général, à toutes les hypertrophies dites compensatrices, qui se produisent en amont d'un obstacle.

Au contraire, la contracture, le *spasme* limité au cardia ou au pylore peut, amenant l'occlusion de ces orifices, troubler profondément le processus de la digestion.

D'une manière générale, le spasme des orifices peut être dû à deux ordres de causes : tantôt on incrimine le système nerveux en général ; il semble logique d'admettre que les phénomènes d'occlusion plus ou moins temporaire du cardia ou de pylore puissent relever d'une contracture des anneaux musculaires qui les entourent, contracture analogue à celles qu'on peut constater de visu, sur d'autres muscles par exemple, dans la pseudo-coxalgie hystérique, et qui, on le sait, peuvent durer des mois ou des années. Dans d'autres cas, le spasme est attribué à une action réflexe, ayant son point de départ dans une irritation de la muqueuse gastrique, dont la principale serait celle due à la présence d'un liquide hyperacide. Nous verrons plus loin, en parlant de la stase et de la dilatation de l'estomac, combien on a discuté la part que pouvait prendre le spasme du pylore dans leur genèse; nous verrons que, dans certains cas, l'absence de sténose pylorique, ayant été constatée soit à l'autopsie, soit au cours d'une intervention chirurgicale, dans des cas où existait une hypersécrétion et une stase considérables, plusieurs auteurs ont conclu de ce fait que le spasme du pylore pouvait suffire à lui seul pour amener la stase et l'hypersécrétion.

Quant au spasme du cardia, son rôle semble bien démontré dans les cas de pituites, de vomissements œsophagiens. Il serait en effet difficile de comprendre comment une certaine quantité de liquide pourrait s'accumuler dans l'œsophage, dans des cas où il n'existe certainement pas de sténose organique de ce conduit, à moins d'admettre un spasme du cardia. D'autre part, l'existence de pituites d'origine œsophagienne semble bien démontrée par toute une série de preuves : d'abord, la quantité du liquide rendu est toujours sensiblement la même dans ces cas, elle varie de 20 à 30 gr., ce qui est la capacité d'un œsophage distendu; d'autre part, l'analyse chimique montre que ce liquide a tous les caractères de la salive et du mucus œsophagien, tandis qu'il ne présente aucune des réactions du suc gastrique; le microscope permet, en outre, d'y déceler de nombreuses cellules plates appartenant manifestement à l'épithélium des voies digestives supérieures et nullement altérées dans leur structure; enfin, on voit parfois des malades, qui après avoir rendu, *sans effort*, par *simple régurgitation*, une petite quantité de liquide pituiteux, présentent des *efforts de vomis-*

*sement*, et rendent une quantité beaucoup plus considérable de liquide, avec ou sans aliments, mais présentant toutes les réactions chimiques du suc gastrique.

Ajoutons, en terminant, que le spasme du cardia ou du pylore peuvent venir compliquer une sténose organique, de l'un ou l'autre de ces orifices, ce qui rend compte de la variabilité que présentent les symptômes d'un jour à l'autre, dans les cas d'affection organique peu susceptible de rémissions.

*b)* **Affaiblissement de la contractilité** ou **myatonie gastrique.** — Il est une cause de retard à l'évacuation de l'estomac, une cause de *stase gastrique*. Souvent la stase complique un rétrécissement du pylore ; c'est alors qu'on voit les malades présenter tous les symptômes d'une grande dilatation et n'avoir plus que des vomissements rares, mais abondants ; l'estomac, devenu complètement atone, se laisse peu à peu distendre par les aliments et le liquide qu'il contient, et n'a plus la force ni de lutter contre l'obstacle pylorique, ni de se débarrasser par des vomissements de son contenu.

Mais, dans certains cas, on constate les mêmes symptômes de stase et de dilatation, à un degré moindre, il est vrai, mais *sans sténose du pylore;* d'autre part, l'analyse chimique montre que le suc est *hypochlorhydrique.* S'agit-il, comme l'enseigne M. Hayem, de *gastrites* qui, d'abord caractérisées cliniquement par l'hyperchlorhydrie et l'hypersécrétion, avec stase, c'est-à-dire par le syndrôme de Reichmann et anatomiquement, par des lésions de la gastrite hyperpeptique, avec dilatation et hypertrophie musculaire, ont ensuite abouti à la gastrite atrophique avec hypochlorhydrie et atonie musculaire, la dilatation n'étant qu'un reliquat de la première phase, ou bien faut-il, dans ces cas, admettre que l'atonie musculaire est le phénomène essentiel et premier en date, et diagnostiquer une *dyspepsie sensitivo-motrice*. Bornons-nous, pour le moment, à énoncer le problème ; nous discuterons les deux théories plus loin, après avoir étudié les dypepsies et les gastrites. Constatons simplement quelle importance considérable a été attribuée à l'atonie musculaire de l'estomac.

Dans quelques cas rares, l'atonie musculaire se localise au pylore, qui devient insuffisant, d'où une évacuation défectueuse de l'estomac, les aliments passant dans l'intestin avant d'avoir été suffisamment élaborés par le suc gastrique ; de l'incontinence pylorique résulte aussi le reflux de la bile dans l'estomac, et le rejet, par vomissement, de matières contenues dans le duodénum.

Signalons enfin, en terminant l'étude de l'atonie musculaire, l'existence de très rares cas de *gastroplégie*, c'est-à-dire de paralysie musculaire de l'estomac, dépendant d'une lésion du système nerveux central.

*c)* **Incoordination motrice de l'estomac.** — Le défaut d'occlusion du pylore en temps opportun peut amener les mêmes effets que son insuffisance, c'est-à-dire le reflux dans l'estomac de la bile et des liquides duodénaux. Le défaut d'occlusion et les contractures du cardia, survenant pen-

dant la phase gastrique de la digestion, amènent
des *régurgitations;* sous l'influence des contractions anti-péristaltiques de l'estomac une partie de
son contenu reflue dans l'œsophage et dans la
bouche. Cette *régurgitation* diffère du *vomissement*, en ce qu'elle ne s'accompagne pas de contractions des muscles abdominaux et du diaphragme, elle s'effectue *sans nausées* et *sans
efforts*. Lorsque l'estomac ne contient que du
liquide : par exemple, en cas de syndrôme de
Reichmann, s'il se produit une régurgitation,
elle s'accompagne d'une sensation de brûlure
rétro-sternale, c'est-à-dire de *pyrosis;* le liquide
acide, arrivant dans la bouche, procure au malade
une *sensation aigre*, et agace les dents ; ce n'est
pas là, comme on pourrait le croire, un phénomène
spécial à l'hyperchlorhydrie ; il ne faut y voir
qu'une régurgitation comme une autre, résultant
de l'incoordination motrice de l'estomac. Le pyrosis et les aigreurs sont dus à l'acidité du liquide :
on peut les rencontrer dans les cas où l'acidité
anormale est due à des fermentations organiques
ou même, dans des cas où le chimisme est parfaitement normal ; on peut simplement dire que le
pyrosis est particulièrement fréquent dans l'hyperchlorhydrie, parce qu'il est particulièrement fréquent de voir l'incoordination motrice due à l'hyperacidité du suc gastrique.

Lorsque les substances régurgitées renferment
des aliments, la régurgitation prend le nom de
*méricysme*. Un certain nombre de malades, des
névrosés, ordinairement, ayant souvent, d'une
manière inconsciente, remarqué que le méricysme,

loin d'être pénible, produit plutôt une sensation agréable, en ont pris l'habitude ; le méricysme est alors habituel, quelquefois même volontaire ; les aliments, reflués dans la bouche, sont soumis à une seconde mastication, plus parfaite que la première, puis déglutis de nouveau ; il y a là une véritable *rumination*.

Il nous reste maintenant, pour terminer l'étude des troubles de la motricité, à décrire deux grands phénomènes qui s'y rattachent étroitement : nous voulons parler des *vomissements*, et des *fermentations stomacales*.

*d*) **Vomissements.** — Définition. — C'est le rejet brusque, en masse, d'une notable quantité des substances contenues dans l'estomac.

Physiologie pathologique. — La célèbre expérience de Magendie montre que le vomissement est, avant tout, produit par l'exagération de la pression intra-abdominale. Ce physiologiste, remplaçant l'estomac d'un chien par une vessie, et ayant refermé l'abdomen, vit que l'animal continuait à vomir. Le vomissement est donc surtout produit par la contracture simultanée du diaphragme et des muscles de la paroi abdominale. MM. Arnozan et François Franck ont démontré, en outre, que le vomissement était précédé d'une inspiration profonde, la *glotte fermée ;* cet acte préliminaire a pour effet, d'après ces auteurs, de produire, par le fait de l'aspiration thoracique qui en résulte, la béance du cardia et de l'œsophage dans lequel les substances contenues dans l'estomac reflueront ensuite plus aisément.

Cependant, il serait peut-être exagéré de refuser à l'estomac aucun rôle dans la production du vomissement. L'état de relâchement ou de contracture des anneaux musculaires des orifices ne doit pas être indifférent à la production plus ou moins facile du phénomène ; d'autre part, l'expérience montre qu'il est parfois bien difficile d'extraire par le tubage le liquide contenu dans l'estomac, malgré les efforts du malade ; il s'agit alors, le plus souvent, d'estomacs atones et dilatés ; il est probable, que, dans ces cas, l'évacuation par vomissement n'est guère plus aisée que l'évacuation par la sonde, et, en fait, on voit souvent ces malades, lorsqu'ils sont pour vomir, se livrer à des efforts des plus pénibles avant d'obtenir un résultat.

Quant à la cause première du vomissement, elle est évidemment d'ordre nerveux ; le vomissement est un acte réflexe, dont le point de départ est variable ; tantôt il s'agit d'une excitation périphérique d'origine gastrique ou autre ; d'autres fois, c'est une intoxication ; ailleurs, enfin, le point de départ est une lésion d'un système nerveux central, ou un trouble psychique.

Symptômes. — L'analyse des *symptômes qui précèdent* le vomissement est des plus importantes pour le diagnostic. Dans certains cas, le vomissement survient brusquement, sans prodrômes ; par exemple, les vomissements en fusée, qu'on observe au cours des affections cérébrales ; d'autres fois, le vomissement succède à une douleur : comme dans l'ulcère, l'hyperchlorhydrie, enfin, le vomissement peut être précédé de *nausées*, c'est-à-dire d'efforts pénibles, qui parfois retentissent sur l'état général, et amènent de la pâleur de la face, des sueurs, des lipothymies... L'existence de nausées est très importante; elle indique presque à coup sûr que le vomissement est d'origine toxique.

Lorsque le vomissement se produit, on voit le malade arrêter sa respiration et *contracter violemment* sa paroi abdominale, puis il rejette plus ou moins facilement une quantité variable d'un liquide dont les caractères doivent être étudiés avec soin.

*L'abondance* du liquide est extrêmement variable; les matières vomies peuvent se réduire à quelques gorgées, ou, au contraire, être très abondantes, et dépasser un litre et demi ou même deux litres. Des vomissements aussi abondants indiquent l'existence d'une stase gastrique considérable, laquelle ne va guère sans un rétrécissement du pylore. Le plus souvent, la quantité des matières vomies est intermédiaire à ces deux extrêmes, et se chiffre par plusieurs centaines de grammes.

Les *caractères physiques* des matières vomies permettent de distinguer plusieurs sortes de vomissements, suivant que le liquide est aqueux, renferme des débris alimentaires reconnaissables à l'œil nu, du sang, de la bile, enfin des substances fécaloïdes. Laissons de côté les vomissements fécaloïdes qui, ordinairement, ne sont pas symptomatiques d'une maladie de l'estomac, et les vomissements de sang, auxquels nous consacrerons un paragraphe spécial, en raison de leur importance, pour ne nous occuper maintenant que des vomissements aqueux, alimentaires ou bilieux.

Le vomissement *aqueux* est constitué par un liquide ressemblant plus ou moins à de l'eau;

incolore, ou faiblement jaunâtre, souvent mousseux, et plus ou moins filant et visqueux. Ce liquide est, ordinairement, d'origine gastrique ; on l'observe en cas d'hypersécrétion, ou de catarrhe muqueux : il contient alors des flocons de mucus en grande abondance, et filtre lentement à cause de la viscosité spéciale du mucus. Quelquefois, le vomissement aqueux est le produit du catarrhe pharyngo-œsophagien dégluti et accumulé dans l'estomac.

Les vomissements *alimentaires* sont caractérisés par la présence de gros détritus alimentaires, nettement reconnaissables à l'œil; en effet, il est bien peu de vomissements qui n'abandonnent par le repos, un léger dépôt dans lequel l'examen microscopique permet de reconnaître des détritus organiques.

La présence d'aliments, reconnaissables dans le liquide vomi, a une valeur séméiologique fort différente, suivant qu'elle est *accidentelle* ou *habituelle*. Dans le premier cas, la présence des aliments est due à ce que le vomissement s'est produit pendant la phase gastrique de la digestion; on n'en peut tirer aucun élément de diagnostic ou de pronostic. Mais lorsque les vomissements renferment *habituellement* des aliments non digérés, alors même qu'ils se produisent le matin à jeun, et surtout lorsqu'on y peut reconnaître des aliments ingérés *plusieurs jours auparavant*, on peut, presque à coup sûr, diagnostiquer une sténose pylorique, ordinairement ancienne, avec stase gastrique.

La présence d'un peu de *bile* dans les matières

vomies est un fait assez fréquent, et purement accidentel. Le *vomissement bilieux* proprement dit est, au contraire, caractérisé par un liquide composé presque exclusivement de bile. Lorsqu'il n'est pas dû à une cause générale, le vomissement bilieux, surtout lorsqu'il se reproduit un certain nombre de fois, doit faire soupçonner un défaut d'occlusion du pylore, souvent dû, en ce cas, à une sténose du duodénum ; le diagnostic se complète alors par la constatation de suc pancréatique dans le liquide vomi, ce que l'on fait aisément en opérant avec le liquide une digestion artificielle, dans laquelle on reconnaît les effets du suc pancréatique.

*L'odeur* du vomissement n'a d'importance que lorsqu'elle ressemble à celle du beurre rance, de la putréfaction ; une odeur de ce genre indique l'existence, dans l'estomac, de fermentations, lesquelles, nous le verrons, doivent toujours faire craindre la stase.

Enfin signalons la *saveur amère* que les malades accusent fréquemment dans la bouche, lorsqu'ils ont vomi. Elle n'appartient pas à la bile, mais aux *peptones*, ou plutôt à leurs impuretés, les peptones purs ne possédant aucune saveur propre, comme l'a montré M. le Dr Fiquet. La saveur amère n'a donc aucune valeur séméiologique.

La *répétition* des vomissements varie suivant leur cause, et aussi, suivant l'état de l'estomac. C'est ainsi que les malades porteurs d'une sténose pylorique peuvent se diviser en deux catégories : les uns vomissent tous les jours ; à l'autopsie, on trouve un estomac non augmenté de volume, et doué d'une musculature énergique, hypertrophiée ; d'autres vomissent rarement ; une ou deux fois fois par semaine ; c'est que leur estomac est atone ; il n'a plus la force de réagir et de se débarrasser de son contenu, qui s'y accumule de plus en plus, d'où une dilatation progressive, qui peut, à la longue, atteindre des limites extrêmes.

CAUSES. — On peut, au point de vue étiologique, diviser les vomissements en trois catégories, suivant qu'ils sont dus à une intoxication, à une gastropathie ou qu'ils sont de cause nerveuse, ces trois catégories correspondant à peu près aux trois ordres de prodromes que nous avons signalés : en effet, les nausées n'appartiennent guère qu'aux intoxications ; les vomissements dus aux gastropathies sont habituellement causés par un réflexe, dont le point départ est une sensation douloureuse ressentie au niveau de l'estomac, enfin, presque tous les vomissements nerveux ne s'accompagnent d'aucun prodrôme.

1° *Vomissements toxiques.* — On en distingue deux variétés, suivant que l'intoxication est, ou non, d'origine gastrique.

*a)* L'intoxication d'*origine gastrique* s'observe dans deux cas : dans l'indigestion et dans le cas de fermentations stomacales. C'est alors qu'on observe les vomissements nauséeux et les symptômes généraux que Bouchard a signalés, en les attribuant à la dilatation de l'estomac.

*b)* Les intoxications ayant une *autre origine* que l'estomac peuvent donner lieu à des vomissements. On connaît ceux de l'urémie ; ils se reproduisent parfois d'une façon très tenace, après chaque ingestion alimentaire; ils se font assez facilement, mais avec des nausées, ce qui indique nettement leur origine toxique; on les voit d'ailleurs habituellement associés aux autres manifestations de l'intoxication urémique, notamment aux bourdonnements d'oreille.

C'est actuellement à l'*auto-intoxication gravidique* que l'on tend à rapporter les vomissements autrefois dits nerveux, qu'on observe au cours de la grossesse; rappelons que ce sont des vomissements nauséeux, survenant chez les femmes nerveuses, pendant les premiers mois de leur grossesse, alors que les signes de certitude de l'état gravidique n'existent pas encore, d'où quelquefois une certaine difficulté pour le diagnostic.

2º *Vomissements des gastropathies.* — Ils surviennent consécutivement à des *crises douloureuses* ou peuvent être provoqués par la *sensation de réplétion* de l'estomac.

*a*) Les *crises douloureuses* sont souvent terminées par des vomissements parfois difficiles, mais sans nausées véritables; dans les gastrites aiguës toxiques, ils prennent parfois l'aspect d'une véritable intolérance gastrique; au cours des gastrites chroniques, ils se montrent avec une fréquence fort variable. Le maximum de fréquence se trouve chez les hyperchlorhydriques, dont les crises douloureuses sont souvent terminées par des vomissements peu abondants de liquide qui parfois renferme des détritus alimentaires. Dans les différentes formes de la dyspepsie sensitivo-motrice, ils se rencontrent bien moins souvent, et succèdent à une simple sensation de malaise; ils sont en général peu abondants; souvent ce sont de simples régurgitations.

Dans l'*ulcère rond*, les vomissements surviennent dans les formes douloureuses, peu de temps après l'ingestion des aliments, dès que ceux-ci viennent par leur contact irriter la surface ulcérée. Ces vomissements sont en général fort pénibles; souvent le liquide est teinté par du sang, en quantité variable.

*b*) La *réplétion* de l'estomac amène des vomissements, lorsqu'il y a sténose du pylore, et que l'estomac ne peut évacuer son contenu dans l'intestin. La distension de l'estomac procure alors au malade une sensation pénible de pesanteur, de gonflement, qui est plus ou moins rapidement soulagée par les vomissements. Le malade en fait rapidement la remarque et, lorsque les vomissements tardent trop à se produire, il les provoque par un artifice quelconque afin d'être plus rapidement soulagé.

Les caractères du liquide vomi varient suivant la cause de la stase. Dans la sténose pylorique consécutive à l'ulcère, les vomissements sont souvent extrêmement abondants, le liquide se divise par le repos en 3 couches, la supérieure est formée par une mousse épaisse souvent de 4 à 5 centimètres: elle est due aux fermentations qui apparaissent si aisément dans ces cas; la partie moyenne est composée d'un liquide clair, filant, riche en acides organiques; au fond, est un dépôt abondant, formé de détritus alimentaires et principalement de débris de matières amylacées, dont la présence est due à l'hyperacidité du suc gastrique.

Dans la sténose consécutive au cancer, les vomissements sont bien moins abondants, parce que la sécrétion gastrique est moins active; c'est la « stase sèche » du professeur Hayem; en outre, on trouve, au fond du vase, des débris de viande non digérés. ce qui témoigne du peu d'activité du suc gastrique·

Les sténoses du duodénum se distinguent par la présence, dans le liquide, de bile et de suc pancréatique.

3° *Vomissements nerveux.* — Ils peuvent être dus à un *réflexe* dû à une excitation qui ne vient pas de l'estomac, à une *lésion du système nerveux* central, enfin à un *trouble psychique.*

*a)* Comme exemple de *vomissements réflexes,* citons ceux qu'on observe si fréquemment chez les tuberculeux atteints de « toux émétisante ». Ces malades vomissent parce qu'ils toussent, de même que d'autres tuberculeux sont pris, lorsqu'ils viennent de manger, de quintes de « toux gastrique »; toux et vomissement sont dus à ce que l'irritation partie d'une des branches du pneumogastrique, retentit sur les autres, l'estomac étant souvent déjà hyperesthésié par une gastrite d'origine médicamenteuse.

La nature nerveuse de ces vomissements est démontrée par la facilité avec laquelle on les arrête en anesthésiant l'estomac, par l'emploi de l'eau chloroformée par exemple.

*b)* Nous ne ferons que signaler les vomissements qu'on observe au cours des lésions du système *nerveux central.* Ceux qui constituent l'un des principaux éléments des crises gastriques du tabès seront étudiés plus loin avec détails.

*c*) Les vomissements de *cause psychique* peuvent survenir chez des individus sains : par exemple à la suite d'une excitation visuelle ou olfactive; il faut probablement en rapprocher ceux qui accompagnent le mal de mer, etc. Les seuls vraiment intéressants sont ceux des hystériques. Ils sont alors remarquables par leurs caractères bizarres; très violents un jour, ils disparaissent complètement le lendemain, ils sont *électifs*, ne portant par exemple que sur une seule variété d'aliments, ce qu'on a tenté d'expliquer en supposant un spasme du cardia, qui retiendrait dans l'œsophage l'aliment dont le goût répugne au malade. Parfois, ces vomissements deviennent une intolérance gastrique véritable, et, chose remarquable, les malades maigrissent très lentement, et ne s'inquiètent nullement de leur état. Quelquefois cependant ces vomissements peuvent devenir dangereux et conduire à l'inanition. Un certain nombre des vomissements incoercibles de la grossesse rentrent dans cette catégorie, comme le montre leur curabilité par la suggestion.

Quant aux vomissements des neurasthéniques, ils semblent dus, bien souvent, à la dyspepsie qui accompagne d'ordinaire cette névrose.

INDICATIONS THÉRAPEUTIQUES. — La longue étude que nous venons de faire des différentes causes de vomissements nous montre que les indications thérapeutiques sont très différentes suivant les cas.

*a*) Les *vomissements toxiques* réclament une thérapeutique qui débarrasse l'organisme des substances nuisibles. L'intoxication est-elle d'origine gastrique ? il faut évidemment amener l'évacuation du tube digestif : par l'emploi de vomitifs et de purgatifs, ou même, par le lavage de l'estomac. Il faut aussi, en cas de fermentations, empêcher leur reproduction par l'emploi des antifermentescibles, et par un régime approprié.

Lorsque l'intoxication est générale, en cas d'urémie, par exemple, le vomissement est un phénomène d'ordre secondaire, heureux même, d'après certains auteurs, puisqu'il permet l'élimination de substances toxiques ; il faut agir principalement sur l'intestin, provoquer une légère diarrhée, et surtout faire, autant que possible, de l'antisepsie intestinale, en s'adressant, moins aux médicaments, d'efficacité souvent illusoire en pareil cas, qu'aux grands lavages intestinaux (v. p. 35).

*b)* Pour les vomissements survenant au cours des *gastropathies*, le traitement varie, suivant qu'il y a ou non stase gastrique. Si les vomissements sont simplement dus à la douleur, comme chez les hyperchlorhydriques, il faut, pour les calmer, s'adresser aux anesthésiques de l'estomac, comme l'eau chloroformée, le menthol, la codéine ou la morphine, ou bien tâcher de diminuer l'irritation gastrique en combattant l'hyperchlorhydrie. Parfois, les vomissements sont tels, comme dans l'ulcère ou les crises gastriques, qu'on est obligé de suspendre toute ingestion d'aliments par la bouche, et de soutenir le malade, par l'emploi de lavements alimentaires.

Les *lavements alimentaires* ont surtout pour résultat de faire entrer de l'eau dans l'organisme : on discute encore pour savoir dans quelle mesure les substances diverses qu'on y incorpore servent à l'alimentation. Voici les deux lavements alimentaires que nous recommandons surtout :

1º Lavements aux œufs.

On prescrit d'abord un grand lavement évacuateur. Puis on fait prendre quatre lavements alimentaires, ainsi composés :

Eau... 150 gr.

Ajouter une forte pincée de sel de cuisine, et un œuf bien délayé dans un peu d'eau.

Donner ce lavement lentement, à *faible pression*, au moyen d'un bock à injections *sans canule*.

Si les lavements sont mal supportés, ajouter de I à V gouttes de laudanum par lavement.

Les jours suivants, on fait prendre 6, puis 8 œufs ; on peut remplacer l'eau par du lait.

2º Lavements pancréatisés de Leube.

Hacher, d'une part, 300 gr. de viande de bœuf, de l'autre, 50 à 100 gr. de pancréas de bœuf, mêler avec 150 gr. d'eau, agiter, jusqu'à ce que la masse forme une bouillie claire. On peut ajouter un peu de bicarbonate de soude.

Le malade peut être, sans danger, maintenu pendant quinze jours, ou même davantage, aux lavements alimentaires.

En cas de *sténose pylorique*, l'existence de vomissements fréquents devient une indication d'intervention chirurgicale. Si elle est impossible, on combattra ces vomissements par des lavages d'estomac plutôt que par des médicaments.

c) Les vomissements de *cause nerveuse* cèdent à un traitement qui s'adresse au système nerveux.

C'est ainsi que nous avons déjà vanté l'heureux effet de l'eau chloroformée contre les vomissements des tuberculeux ; contre les vomissements des hystériques, bien des modes de traitement ont été employés avec succès ; tous réussissent, pourvu qu'on agisse avant tout sur le *moral* des malades, par *suggestion*.

*e)* **Vomissements de sang : hématémèses.**

Définition. — L'hématémèse est le *vomissement de sang*. Le terme d'*hématémèse* n'est pas toujours synonyme de celui de *gastrorrhagie*, l'hémorrhagie stomacale pouvant se produire sans être suivie d'hématémèse, et celle-ci pouvant résulter d'une hémorrhagie siégeant ailleurs qu'à l'estomac.

Symptômes. — Les *prodromes* peuvent manquer ; lorsqu'ils existent, ce sont :

*a)* Des *symptômes de congestion.* — Pendant plusieurs heures ou plusieurs jours avant l'hémorrhagie, les malades ont des malaises, de la pesanteur de tête, des bouffées de chaleur, une sensation de plénitude.

*b) Les symptômes d'hémorrhagie interne.* — Au moment où elle se produit, le malade accuse une sensation de chaleur à l'épigastre ; il pâlit, quelquefois ses extrémités se refroidissent, une syncope peut même survenir.

Puis l'*hémorrhagie se produit.* Au milieu des symptômes généraux d'hémorrhagie interne, surviennent des efforts de vomissements qui aboutissent à l'expulsion d'une quantité de sang variable : nous distinguerons trois types d'hémorrhagies :

*a) Hémorrhagie foudroyante.* — Parfois le sang n'a pas le temps d'arriver au dehors; à peine le malade en a-t-il rendu quelques gorgées, que se produit une syncope mortelle.

*b) Hémorrrhagie insignifiante.* — Se réduisant à la présence de quelques stries de sang dans le liquide vomi.

*c) Hémorrhagie de moyenne intensité.* — C'est la plus ordinaire; le malade vomit, souvent au milieu de quintes de toux réflexe, par irritation laryngée, une quantité de sang, qui varie depuis quelques gorgées jusqu'à un demi-litre et plus; c'est un liquide rutilant, parfois spumeux, comme celui d'une hémoptysie, ou bien, d'autres fois, le sang est noirâtre, surtout lorsqu'il a pu séjourner quelque temps dans l'estomac, et si le suc gastrique est hyperacide, c'est-à-dire capable de lui faire subir rapidement un commencement de digestion; le liquide rendu prend assez souvent une teinte brunâtre, comparable à celle du chocolat fort, à celle du café noir; on y trouve fréquemment des caillots, généralement peu volumineux.

Une fois l'*hémorrhagie arrêtée*, elle se reproduit fréquemment, soit dans la même journée, soit les jours suivants, sous l'influence d'efforts, de l'ingestion des aliments, et, en général, de toutes les causes susceptibles de détacher le caillot obturateur. On conçoit que ces récidives, par leur fréquence, puissent rendre graves des hématémèses, qui, en elles-mêmes, n'avaient pas une importance considérable.

Enfin, d'ordinaire, tout le sang épanché dans l'estomac n'est pas expulsé par la bouche; une partie passe dans l'intestin, et provoque l'apparition, pendant les jours qui suivent l'hématémèse, de selles diarrhéiques, composées de matières noires et poisseuses comme de la suie, ou pulvérulentes et ressemblant à du marc de café. Ce phénomène est connu sous le nom de *melæna*.

DIAGNOSTIC. — 1° *La présence du sang dans les vomissements* est facile à reconnaître. On ne se laissera pas tromper par la teinte plus ou moins hématique, que peuvent donner au liquide la présence de bile, ou d'aliments tels que le vin, le café, la cannelle, ou enfin certains médicaments, tels que les préparations ferrugineuses, qui donnent lieu en même temps à des selles noires ; si on avait quelques doutes, la présence du sang est facile à constater ; on peut rechercher soit les globules, soit, de préférence, le chlorhydrate d'hématine, suivant la méthode indiquée par Teichmann ; on dépose sur une lame de verre, une ou deux gouttes du liquide à examiner ; on y ajoute quelques grains de chlorure de sodium, et une trace d'acide acétique ; on chauffe jusqu'à dégagement des premières bulles de gaz et on laisse refroidir ; l'examen microscopique, à un grossissement de 3oo diamètres environ, permet de constater la présence de cristaux polymorphes, de couleur brun-noirâtre caractéristique.

2° L'hémorrhagie étant reconnue, il reste à dire si *on se trouve bien en présence d'une hématémèse.*

Nous n'insistons pas sur les hémorrhagies d'origine bucco-pharyngée ou nasale, qui peuvent être déglutics pendant le sommeil, et rejetées ensuite sous forme d'hématémèse ; il suffit de regarder le pharynx pour y voir des traînées de sang coagulé, qui permettent de remonter à la source véritable de l'hémorrhagie. L'*hémoptysie* est moins aisée à reconnaître ; le diagnostic se fera :

*a*) par les *caractères de l'hémorrhagie*, qui, si elle vient de l'appareil respiratoire, sera précédée de prodromes du côté du thorax (chaleur, bouillonnement, douleur), et s'accompagnera, plus tôt que l'hématémèse, de quintes de toux : nous savons toutefois que l'hémoptysie peut s'accompagner de vomissements, et l'hématémèse, de toux. Le sang de l'hématémèse est noir, caillé, mêlé à du suc gastrique et à des débris alimentaires), l'hématémèse survenant, de préférence, dans le cours de la période digestive ; celui de l'hémoptysie est rouge, spumeux, aéré, mêlé à des crachats ; mais aucun de ces caractères n'est spécial à l'une ou l'autre hémorrhagie ; lorsqu'il existe une poussée fébrile, on a d'ordinaire affaire à une hémoptysie, non à une hématémèse. Mais le caractère le plus important, c'est le mode de terminaison de l'hémorrhagie. Une fois arrêtée, l'hématémèse ne se reproduira qu'accompagnée de nouveaux efforts de vomissements ; l'hémoptysie est suivie, pendant plusieurs jours, du rejet de crachats sanglants, rendus par expectoration.

*b*) par les *symptômes de la maladie causale.* L'hémoptysie survient chez des malades ayant une affection des voies respiratoires ; l'hématémèse appartient aux dyspeptiques. Enfin, l'examen du malade, outre qu'il n'est pas toujours prudent, à la suite d'une grande hémorrhagie, ne tranche pas toujours la difficulté. On sait combien il est rare de trouver, par l'auscultation, le foyer d'une hémoptysie.

Les *hémorrhagies d'origine œsophagienne* sont, en général, aisées à reconnaître : le sang est rendu par simple expuition, et il existe en général des signes de quelque affection organique de l'œsophage. Le diagnostic peut cependant être malaisé dans deux cas : lorsqu'on a affaire à un cancer ulcéré; l'ulcération fait disparaître la sténose, et le sang peut être dégluti, et s'accumuler dans l'estomac, sous forme d'hématémèse. En second lieu, il faut savoir reconnaître les *pituites hémorrhagiques*, que l'on rencontre parfois chez les hystériques, ces malades rendent, sans effort, la valeur d'un verre à bordeaux de liquide, comparable tantôt à de la gelée de groseille, tantôt à du sirop de ratanhia. D'après les recherches de MM. Josserand (de Lyon) et A. Mathieu, il s'agit vraisemblablement d'*hémosialhémèse*, c'est-à-dire de salive sanglante, s'accumulant dans l'œsophage grâce à un spasme du cardia, et rendue ensuite, comme une pituite, par simple expuition;

3° *Il s'agit d'une hématémèse véritable ; reste à en déterminer la cause. — a) Hématémèse par lésion gastrique. —* Le plus souvent, c'est une *lésion gastrique ;* quelquefois, sa cause est un traumatisme, soit externe, comme un coup violent, une contusion atteignant la région épigastrique, soit interne, comme celui que peut produire une épingle, une arête de poisson, ou tout corps étranger pointu arrivant dans l'estomac en même temps que les aliments.

Ordinairement, la lésion gastrique relève d'une gastropathie chronique.

Dans les *gastrites*, l'hématémèse est un phénomène rare, et peu important; elle est ordinairement insignifiante. Cependant, au cours du syndrome de Reichmann, on voit parfois des hématémèses un peu plus considérables, même en *l'absence d'ulcère;* elles amènent parfois une détente de quelques jours dans les crises douloureuses, ce qui peut tenir soit à l'anémie qu'elles occasionnent, soit à ce que le sang répandu dans l'estomac suffit pour neutraliser le suc hyperacide, qui, trouvant à s'employer, n'irrite plus douloureusement la muqueuse.

L'hématémèse est un peu plus abondante et plus fréquente dans les stases sanguines prolongées, atteignant la circulation gastrique, par exemple, au cours des cardiopathies chroniques, de l'urémie, de l'ictère grave, chez les cirrhotiques, etc. Dans tous les cas, les hémorrhagies stomacales sont ordinairement peu importantes; exceptionnellement, elles deviennent graves par elles-mêmes.

Au contraire, dans *l'ulcère* et le *cancer*, l'hématémèse prend une importance considérable.

Dans *l'ulcère*, l'hématémèse apparaît à la période confirmée; ce n'est que dans les formes peu douloureuses qu'elle se montre parfois comme symptôme initial.

Elle survient à l'occasion d'un effort, d'un traumatisme, même léger, d'efforts de vomissements (ce qui nécessite une grande prudence, lorsqu'on introduit la sonde à un malade suspect d'ulcère). Mais, le plus souvent, c'est à la fin des crises douloureuses que se produit l'hémorrhagie.

La quantité de sang rendu peut être minime : le sang est alors rapidement altéré par le suc gastrique hyperacide, qui est l'apanage des ulcéreux, les vomissements sont alors simplement noirâtres, ressemblant à du marc de café. Souvent, l'hémorrhagie est plus considérable, parfois même, mortelle ; il est fréquent de la voir se répéter plusieurs jours de suite, produisant une anémie plus ou moins considérable ; de semblables hémorrhagies s'accompagnent parfois d'une sédation marquée des symptômes de l'ulcère.

Dans le *cancer*, l'hématémèse appartient encore davantage à la période confirmée de la maladie. Plus rare que dans l'ulcère, elle a aussi une importance bien moins considérable, en général.

L'hématémèse du cancer et de l'ulcère a une valeur séméiologique considérable. C'est le meilleur signe, lorsqu'il s'agit de distinguer l'ulcère du syndrôme de Reichmann ; ses caractères ont une grande importance, lorsqu'il s'agit de diagnostiquer le cancer de l'ulcère ; en effet, à part les cas de cancer ulcéré ou de cancer succédané à un ulcère, dans lesquels on observe de grandes hématémèses succédant à des crises douloureuses, comme dans l'ulcère, l'hémorrhagie du cancer et de l'ulcère présente de notables différences.

Le *liquide hématique* contient, s'il s'agit d'un cancer, des globules fort bien conservés, vu la faible acidité du suc gastrique ; on y trouve parfois des caillots, dont l'examen microscopique peut emporter le diagnostic, lorsqu'on reconnaît à leur centre des débris cancéreux ; nous savons que, dans l'ulcère, si l'hémorrhagie est peu abondante, les globules sont vite déformés par le suc gastrique trop acide.

La *réparation de l'anémie* s'effectue rapidement dans l'ulcère, où la nutrition générale n'est pas atteinte, elle est lente et pénible dans le cancer, où chaque hématémèse vient augmenter la cachexie.

Des hématémèses analogues à celles du cancer et de l'ulcère de l'estomac sont parfois produites par le cancer ou l'ulcère de l'*œsophage* ou du *duodénum*. Les affections organiques de l'estomac sont ordinairement faciles à reconnaître, grâce aux signes de sténose qui les accompagnent, et parce que les hématémèses se font ordinairement sans vomissement, par simple régurgitation. Au contraire, les affections organiques du duodénum peuvent présenter de réelles difficultés de diagnostic, tous les symptômes, y compris l'hématémèse, ressemblant à ceux du cancer ou de l'ulcère de l'estomac : l'hématémèse, en particulier, ne peut fournir aucune indication.

Enfin, certains cas de grandes hématémèses relèvent, non de l'ulcère, mais de l'*exulceratio simplex* de M. Dieulafoy ; ces cas, exceptionnels d'ailleurs, ne sont pas à diagnostiquer d'avec ulcère, dont l'*exulceratio simplex* paraît représenter le premier degré.

*b) Hématémèses de cause générale*. — Elles sont bien moins importantes. Exceptionnelles au cours de la forme hémorrhagique des grandes pyrexies, comme la variole, la fièvre typhoïde, elles peuvent se montrer associées à certaines diathèses, comme le scorbut, l'hémophilie, tous deux rares en France.

*c) Hématémèse nerveuse.* — Elle peut revêtir plusieurs aspects. Outre la pseudo-hématémèse d'origine œsophagienne, la « pituite hémorrhagique hystérique » de M. Mathieu, sur laquelle nous ne reviendrons pas, on peut voir de véritables hématémèses. Elles surviennent surtout à la période menstruelle, comme hémorrhagie supplémentaire. Sans effort, et sans douleur, une femme qui n'avait jamais souffert de l'estomac vomit un verre de sang noir mêlé aux aliments. On est alors tenté de soupçonner l'ulcère ; M. Gilles de la Tourette a, en effet, bien montré l'extrême fréfréquence de la coexistence de cette lésion avec l'hystérie.

Pronostic. — Il dépend de l'abondance de l'hémorrhagie, mais surtout de sa cause ; il est donc extrêmement variable, suivant les cas.

Traitement. — Il doit remplir trois indications :

1° *Permettre à l'hémostase de se faire.* — Pour cela, il faut soumettre l'estomac au repos absolu, ce qu'on obtient d'abord en ordonnant au sujet de rester immobile dans le décubitus dorsal ; l'application de glace sur le ventre a surtout l'effet utile d'obtenir cette immobilité ; ensuite, en supprimant toute alimentation buccale, et en soumettant les malades aux lavements alimentaires. La seule contre-indication formelle à cette pratique est l'existence d'un cancer ; les cancéreux soumis aux lavements alimentaires maigrissent, mais, contrairement aux autres malades, ils ne rattrapent pas rapidement le poids perdu, lorsqu'on les remet à l'alimentation buccale.

2° *Aider à l'hémostase.* — La congestion jouant un grand rôle dans la production des hématémèses, il faut la diminuer le plus possible, pour arrêter l'hémorrhagie ; la *révulsion* est des plus utiles ; on a conseillé, dans ce but, l'application de glace sur le scrotum ; c'est souvent un excellent moyen, ainsi que les lavements d'eau très chaude à 45°. Il faut, au contraire, s'abstenir de donner de la glace à sucer aux malades, à cause de la congestion viscérale qu'amène le froid. Quant aux hémostatiques, leur action est bien illusoire ; l'ergotine est loin d'avoir ici les heureux effets qu'elle a sur les hémorrhagies utérines ; on peut employer les préparations contenant du tannin, à dose de 2 à 3 gr. par jour.

3° *Prévenir le retour de l'hémorrhagie.* — On essaie de le faire, surtout en traitant l'affection causale. Dans le cancer, l'emploi du chlorate de soude, recommandé par M. Brissaud, pourrait, au moins, en théorie, diminuer les hématémèses, puisqu'il semble que ce médicament agisse surtout comme décongestionnant. Enfin, quelquefois, les hématémèses, par leur répétition fréquente, peuvent devenir une indication formelle d'intervention chirurgicale.

*d)* **Fermentations stomacales.** — MM. Bouchard et Wurtz ont constaté que le suc gastrique du chien, abandonné à l'air libre, in vitro, finit par se stériliser lui-même, et ne renferme plus de microbes.

Mais ce résultat n'est obtenu qu'au bout d'une

huitaine de jours, et encore dans le cas où le suc gastrique n'est pas soumis au contact prolongé de substances alimentaires fermentescibles ; on ne saurait donc conclure de cette expérience *in vitro*, que le suc gastrique possède un pouvoir antiseptique réel, dans les conditions où se fait normalement la digestion. En fait, il se produit toujours quelques fermentations dans l'estomac ; ces fermentations n'ont d'autre résultat que de produire un peu d'hydrogène ou d'acide carbonique, qui se mêlent à l'air atmosphérique dégluti avec les aliments ; tous ces gaz sont soit absorbés dans l'estomac ou l'intestin, soit expulsés par *éructation*.

CAUSES. — Pathologiquement, les fermentations peuvent acquérir une importance considérable.

Elles sont dues à des microorganismes divers : levures, sarcines, moisissures, bactéries, et se montrent avec les états du chimisme gastrique les plus variés ; la condition la plus favorable à leur développement est l'affaiblissement de la motricité, à cause de la stase qu'elle occasionne ; c'est ce qui explique la richesse en microorganismes des liquides hyperchlorhydriques, constatée par M. Lesage ; c'est en effet dans le syndrome de Reichmann qu'on observe le plus souvent de l'atonie gastrique.

Les fermentations anormales de l'estomac produisent des acides organiques et des gaz.

Il existe normalement une petite quantité d'acides organiques dans l'estomac ; leur présence, en quantité considérable, est seule pathologique. Les acides les plus souvent reconnus sont les acides butyrique, acétique et lactique. La présence de ce dernier, dans le liquide extrait après un repas d'épreuve fait avec de la farine d'avoine, aurait, pour Boas, une grande importance, et serait presque pathognomonique du cancer. En employant le repas d'Ewald, on peut arriver aux mêmes conclusions, mais il faut tenir compte de l'existence d'un peu d'acide lactique dans la mie de pain, et de ce fait que la fermentation de la croûte peut en produire une certaine quantité ; on n'attachera donc d'importance à la présence de l'acide lactique que s'il existe en quantité notable.

Quant aux gaz stomacaux qui peuvent résulter des fermentations, ils donnent lieu à la pneumatose gastrique, et engendrent les phénomènes de la dyspepsie flatulente. Ces gaz sont évacués par des éructations incessantes, et peuvent exhaler une odeur de putréfaction, due à l'hydrogène sulfuré qui résulte de la décomposition des albuminoïdes, en cas de sténose du pylore.

Il importe de ne pas prendre pour des produits de fermentation tous les gaz stomacaux en excès; nous verrons, en effet, que certains malades sont de *faux flatulents*, dont les éructations incessantes sont dues à l'expulsion bruyante d'air dégluti, ou de gaz provenant des voies respiratoires.

Traitement. — Il doit donc avoir avant tout pour but de supprimer les conditions qui permettent la production des fermentations. Dans les cas d'atonie gastrique simple, il faut exciter la musculature par une médication tonique; s'il existe un obstacle organique, on n'obtiendra la guérison qu'en faisant disparaître l'obstacle. Il faut aussi enlever de l'alimentation les substances capables de donner lieu à des fermentations ; le lait est encore un des aliments les moins fermentescibles. Enfin, on peut lutter contre les gaz produits en excès ; M. Alb. Robin conseille le fluorure d'ammonium (2 cuillerées à bouche par jour d'une solution aqueuse au vingtième). On peut employer les absorbants, dont le meilleur est le charbon. Enfin M. Mathieu recommande tout particulièrement le salicylate de soude à dose de 2 à 3 grammes, soit en poudre, soit en dissolution dans l'eau qui sert aux lavages d'estomac.

## § 3. — TROUBLES DE LA SÉCRÉTION

**1° La sécrétion normale.** — Les produits sécrétés par l'estomac sont au nombre de trois principaux : les chlorures, la pepsine et le ferment lab. Ces deux derniers ne nous arrêteront pas davantage ; ce sont des substances complexes, trop mal connues et trop difficiles à analyser. Au contraire, la sécrétion chlorurée est fort importante à connaître, car, bien souvent, ce sont ses variations qui servent de guide au clinicien, pour le diagnostic et le traitement des gastropathies chroniques.

On sait, depuis longtemps, que le suc gastrique est acide, et que son acidité est due à l'acide chlorhydrique libre qu'il contient. On sait également que cet acide se forme aux dépens des chlorures du sang. Mais comment se fait cette sécrétion ?

Actuellement, presque tout le monde accepte, sur ce point, la manière de voir [MM. Hayem et

Winter, qui ont complètement repris la question. D'après ces auteurs, l'acide chlorhydrique libre est non pas l'élément essentiel de la sécrétion, comme on l'a cru autrefois, c'est un produit accessoire, accidentel en quelque sorte. En effet, en étudiant la sécrétion gastrique provoquée par l'eau distillée, qui a le double avantage de ne contenir ni chlorures, ni substances organiques capables de fausser les résultats, MM. Hayem et Winter ont constaté, dans le liquide, non de l'acide chlorydrique libre, mais des chlorures fixes, du chlorure de sodium. Le suc gastrique secrète donc des chlorures fines, qui, *secondairement*, subissent des modifications que nous allons rapidement exposer.

En faisant, sur l'homme, une série d'extractions du suc gastrique après l'ingestion du repas d'épreuve d'Ewald, et à des moments variables, MM. Hayem et Winter ont pu suivre les différentes phases de la digestion. Elles sont au nombre de trois :

*a*) Tout d'abord, en opérant l'extraction *peu de temps après le repas* d'épreuve, on ne trouve guère que des *chlorures fixes*, qu'on représente habituellement par la lettre F; c'est le premier stade de la sécrétion.

*b*) *Au bout d'une heure*, les résultats changent; les chlorures fixes sont en quantité minime ; au contraire, on constate la présence d'une quantité élevée d'*acide chlorhydrique libre*, que l'on désigne pour simplifier par la lettre H, et de *chlorures en combinaison* avec les substances *organiques* de l'alimentation ; on désigne ce dernier produit par la lettre C. Ajoutons que la proportion relative de H et de C varie, suivant les sujets, et même chez le même individu, d'une digestion à l'autre ; en voici la raison : dans cette seconde phase de la digestion, les *chlorures fixes* disparaissent ; c'est qu'ils sont transformés, sous une influence encore mal connue (M. Winter l'attribue au phosphore contenu dans les cellules des glandes), en *acide chlorhydrique libre*, qui se combine aux substances organiques pour former le produit C ; l'excès d'acide non employé restant à à l'état de H. On comprend dès lors comment H et C peuvent varier, suivant la quantité et la nature des aliments ingérés ; au contraire, la somme des deux (H+C) donne un chiffre fixe pour chaque individu ; c'est le total seul qu'il importe de connaître ; H+C représente la *chlorhydrie* et mesure l'activité de la digestion, pendant cette seconde phase, qui, pour M. Hayem, est la *phase de peptonisation*. La combinaison des substances alimentaires avec l'acide chlorhydrique représente le premier stade du processus ; on peut donc, par les variations de la sécrétion chlorurée, se rendre compte de l'activité de la peptonisation ; plus il y aura de chlorures fixes transformés en H+C, plus la peptonisation est active ; les variations du taux des chlorures fixes, à cette phase de la digestion, sont donc inversement proportionnelles au travail de peptonisation ; il suffit donc, pour mesurer celui-ci, de voir dans quel rapport se trouvent les chlorures fixes F et le chlore total T (H+C+F), au moment où la transformation de F en H est à son maximum, c'est-à-dire au bout d'une heure. D'après M. Hayem, le rapport $\frac{T}{F}$ calculé à ce moment égale 3.

c) *Au bout d'une heure et demie*, on voit que le taux des chlorures fixes a remonté, tandis que celui de l'acide chlorhydrique libre, et du chlore en combinaison organique, a baissé. Cela signifie, pour M. Hayem, que, lors de la transformation des substances albuminoïdes en syntonine, propeptone et peptone, l'élément chloré, qui leur était combiné pour former C, se trouve rendu à la liberté, sous forme de H, qui se réunit aux substances alcalines pour reformer des chlorures fixes F. Cette troisième phase, ou *phase de reconstitution de F*, marque donc la fin de la digestion stomacale.

Faisons remarquer que, dans la premièr et la troisième phase, F représente presque la totalité des chlorures ; le rapport $\frac{T}{F}$ est donc réduit au minimum, contrairement à ce qui se passe dans la seconde phase, où, F diminuant notablement, le rapport $\frac{T}{F}$ augmente. Pratiquement, l'étude du rapport $\frac{T}{F}$ peut servir, comme l'indique M. Hayem, à savoir si l'analyse du suc gastrique est bien faite au moment opportun, c'est-à-dire au moment où le suc gastrique est à son maximum d'activité; en effet, lorsque $\frac{T}{F}$ devient inférieur à la normale, il faut se méfier ; peut-être se trouve-t-on en présence d'une digestion retardée ou accélérée, qui se trouvait, au moment où on a pratiqué l'extraction, non à sa deuxième phase, mais à la première ou à la troisième ; en pareil cas, il est absolument nécessaire, si on veut avoir des résultats certains, de recommencer l'analyse, en pratiquant l'extraction une heure et demie après le repas d'Ewald.

*Tableau des 3 phases de la digestion*

| 1re phase | 2e phase | 3e phase |
|---|---|---|
| production de F | production de $\Big\{ \begin{matrix} H \\ C \\ F \end{matrix}$ aux dépens de | reconstitution de F aux dépens de H et de C |
| H et C = peu élevés | | |
| $\dfrac{T}{F}$ = peu élevé | $\dfrac{T}{F}$ = augmente = 3 | $\dfrac{T}{F}$ redevient peu élevé. |

**2° Altérations de la sécrétion.** — Elles peuvent porter sur la *quantité* de liquide sécrété, sur sa *composition*, enfin sur l'*évolution du processus de la sécrétion.*

*a)* **Altérations quantitatives.** — L'*hypersécrétion du suc gastrique,* ou *gastro-succorrhée,* constitue l'un des éléments du syndrôme de Reichmann, que nous étudierons plus loin.

Il est fort difficile de l'apprécier exactement, on peut bien, par le procédé volumétrique de M. Mathieu, savoir la quantité de liquide contenue dans l'estomac, mais comment faire la part de la stase et de l'hypersécrétion ?

La production exagérée de *mucus,* dans le *catarrhe muqueux,* par exemple, est loin d'avoir la même valeur séméiologique que la gastro-succorrhée.

On ne connaît pas les effets que peut produire la diminution de la quantité du suc gastrique.

*b)* **Modifications de la composition.** — L'*acidité totale* du suc gastrique est normalement égale à celle que donnerait une solution contenant de 1 gr. 8 à 2 gr. d'acide chlorhydrique (en solution normale), par litre. Elle peut être augmentée ou diminuée.

Sa diminution indique nécessairement une quantité de chlorures acides moins considérable que normalement; il en est tout autrement de son augmentation. En effet, cette acidité est produite, non seulement par l'acide chlorhydrique ou le chlore en combinaison organique, mais encore par les phosphates acides, et surtout par les acides organiques produits par des fermentations. Normalement ces derniers éléments sont en quantité minime, de telle sorte que l'on peut dire que $A = H + C$, très approximativement. M. Hayem tire de cette équation une donnée importante; il écrit :

$A = H + C$, c'est-à-dire $A - H = C$ ou bien encore, $\dfrac{A - H}{C} = 1$. Or, dit-il, ce rapport n'est pas tout à fait exact; pratiquement, on trouve que $\dfrac{A - H}{C}$, qu'il désigne couramment par la lettre $(a)$, égale, non pas 1, mais 0,86; en d'autres termes, A est composé de

$$\begin{aligned}
\text{Acide du aux chlorures} &= 0.86 \\
\text{Acide de fermentation} &= 0.14 \\
\hline
&\phantom{=}1.00
\end{aligned}$$

M. Hayem attache une grande importance aux variations de son coefficient $a$; lorsqu'il augmente, et devient supérieur à l'unité, c'est, dit M. Hayem, que les acides de fermentation sont en quantité exagérée; on a ainsi un moyen de mesurer cette quantité.

La *composition chimique* du suc gastrique est sujette à de nombreuses variations. On connaît mal celles de la pepsine et du ferment lab; la disparition complète de ce dernier indiquerait, pour Boas, une atrophie glandulaire complète et irrémédiable. Les variations de la pepsine sont fort difficiles à apprécier; on ne connaît pas encore de moyen pratique de la doser; elles semblent, d'ailleurs, d'importance secondaire, puisque, chez un malade très hypopeptique, on peut, en lui faisant ingérer un peu d'acide chlorhydrique, augmenter notablement la quantité de pepsine secrétée.

Les variations de la sécrétion chlorurée sont, au contraire, d'une importance considérable; elles servent chaque jour de guide au clinicien pour le diagnostic, le pronostic, et le traitement des maladies de l'estomac.

On peut doser la quantité de chlorures dans les vomissements, ou dans le liquide de stase; on préfère, pour avoir des résultats comparables entre eux, faire ingérer au malade un repas d'épreuve et analyser le suc gastrique extrait au bout d'une heure. Nous indiquerons plus loin la manière de procéder à cet examen; bornons-nous actuellement à en discuter les résultats.

Les chiffres nouveaux sont les suivants :

$$T = 320$$
$$H = 44 \text{ à } 50$$
$$C = 176 \text{ à } 180$$
$$F = 100$$

Pathologiquement, on peut trouver, soit des chiffres plus élevés, c'est l'*hyperchlorhydrie*, soit des chiffres inférieurs à la normale, c'est l'*hypochlorhydrie*.

*Hyperchlorhydrie.* — L'augmentation de F indique une mise en liberté plus grande de chlorure de sodium; pour M. Hayem, elle serait proportionnelle à l'activité circulatoire.

L'augmentation de C et de H indique à proprement parler l'hyperchlorhydrie. Elle se traduit tout d'abord par une élévation de l'acidité, qui peut atteindre les chiffres de 2, 5 et même 3, *alors que les fermentations sont peu considérables.*

L'hyperchlorhydrie se mesure surtout par les variations des chiffres C et H. Ils peuvent être tous deux augmentés, ou bien varier en sens inverse, l'un étant très augmenté, l'autre très inférieur à la normale. M. Hayem distingue ces deux cas, sous les dénominations d'*hyperchlorhurie chloro-organique* (caractérisée par l'augmentation de C) et d'*hyperchlorurie chlorhydrique* ou, plus simplement, d'*hyperchlorhydrie* (due à l'accroissement de H). Pour M. Mathieu, cette distinction n'a pas grande importance; la proportion relative de H et de C, variant suivant que l'acide chlorhydrique trouve ou non à se combiner avec des substances albuminoïdes; la seule donnée importante est la somme des deux, ce qu'on appelle la *chlorhydrie* (H + C).

*Hypochlorhydrie.* — Elle est caractérisée par la diminution de H et de C, avec ou sans diminution de F. Cette diminution peut être très marquée; cependant, les cas d'*apepsie* véritable, c'est-à-dire ceux où la sécrétion chlorée tombe à O, sont extrêmement rares; il est évident qu'en pareil cas l'atrophie de la muqueuse est complète.

Faisons remarquer que l'acidité peut être, en cas d'hypochlorhydrie, plus élevée que normalement, si les fermentations sont suffisantes.

*c*) **Troubles évolutifs.** — Normalement la sécrétion gastrique atteint son maximum au bout d'une heure ; elle est complètement terminée six heures après le repas d'épreuve, on ne trouve plus de liquide dans l'estomac, ou bien on trouve seulement une quantité minime (20 centimètres cubes), qui semble exister en tout temps.

Ce processus peut être abrégé ou prolongé; ces variations tiennent à l'état de la motricité, pour M. Mathieu ; de la sécrétion, pour M. Hayem. Ce dernier fait remarquer que plus la sécrétion est considérable, plus l'évacuation est tardive ; M. Mathieu enseigne qu'en ce cas c'est affaire de stase par atonie musculaire et dilatation; les hyperchlorhydriques, dont la sécrétion n'est pas augmentée, évacuent leur estomac dans les délais normaux, ou même plus vite; c'est qu'ils ont une bonne musculature, dit M. Mathieu; leur sécrétion est peu considérable, répond M. Hayem.

En cas d'hypochlorhydrie, deux cas peuvent se présenter: ou bien la motricité est bonne et la sécrétion diminuée; les malades ont un estomac petit, qui se vide rapidement; ou bien la musculature est atone, l'estomac est alors dilaté et se vide mal ; ces cas n'embarrassent pas M. Hayem; il fait remarquer qu'il s'agit alors de gastrites arrivées à la phase atrophique; cette phase a été

précédée d'une période d'hypertrophie, c'est-à-dire
d'hyperchlorhydrie et d'hypersécrétion ; c'est alors
que s'est produite la dilatation et l'atonie ; ces
lésions n'ont fait que persister ensuite, lorsqu'est
survenue l'atrophie.

Quelle que soit l'opinion admise, un fait est important à retenir pour la pratique, il est des cas
où le maximum de la digestion est retardé, et
n'existe que une heure et demie après le repas d'é-
preuve : les résultats, trouvés par l'analyse du liquide
extrait au bout d'une heure, n'expriment donc pas
la réelle valeur du suc gastrique ; on peut éviter
cette erreur par l'étude du rapport $\frac{T}{F}$ ; rappelons
qu'au moment du maximum d'activité sécrétoire,
F diminuant pour faire place à H et C, le rapport
est très élevé ; tandis que, si on se trouve à la première phase de la digestion, celle-ci étant caractérisée par la sécrétion de F, le rapport s'abaisse et
devient bien inférieur à la normale, représentée,
nous l'avons vu, par le chiffre 3.

# CHAPITRE II

## EXAMEN D'UN DYSPEPTIQUE

Il comprend deux parties : l'examen clinique,
l'analyse du suc gastrique.

## § 1er. — EXAMEN CLINIQUE

Avant de procéder à l'*examen direct*, il faut recueillir les renseignements que peut fournir le malade. Mais, pour que cet interrogatoire ait une réelle valeur, il faut le faire méthodique et complet ; nous allons indiquer les points essentiels dans toute dyspepsie, et les principales questions qu'il convient de poser à un malade souffrant de l'estomac, puis nous verrons quelles règles il faut suivre pour l'examen de l'abdomen.

### 1° Interrogatoire.

*a)* **Causes de l'affection gastrique.** — C'est le premier point à mettre en lumière. Souvent l'étiologie échappe complètement ; d'autres fois, elle est très nette (empoisonnement, indigestion, etc.). Ordinairement, dans les gastropathies chroniques, on trouve, indépendamment des *maladies antérieures*, susceptibles d'être le point de départ d'une altération gastrique, l'un des éléments suivants, qu'il faut toujours soigneusement rechercher.

*Nervosisme.* — Son influence sur la production des douleurs est prépondérante. Il est également certain qu'il commande, au moins en partie, les viciations de la motilité et même de la sécrétion. Inversement, les dyspepsies sont une cause d'irritabilité nerveuse ; aussi, voit-on, fréquemment, nervosisme et gastropathie s'exalter l'un l'autre ; le malade est dans une sorte de cercle vicieux, d'où on le fait parfois sortir en traitant l'élément névropathique, plus aisément qu'en luttant contre l'affection gastrique.

Il n'est pas rare de trouver, comme cause occasionnelle de la gastropathie, un trouble nerveux; le malade a ressenti les premiers symptômes à la suite d'une émotion, d'un surmenage physique ou intellectuel, etc.

*Alimentation.* — Il y a longtemps que l'on connaît l'action néfaste, sur l'estomac de certains aliments dits *indigestes*, des condiments, des épices en quantité exagérée, et surtout des *boissons alcooliques*. L'alcool sous toutes ses formes représente l'une des causes les plus fréquentes de dyspepsie, surtout lorsqu'il est pris habituellement, depuis longtemps, même en quantité médiocre, mais tous les jours.

La *nature* des aliments n'est pas seule importante; certains individus souffrent, parce qu'ils mangent irrégulièrement, tantôt beaucoup, tantôt peu, à toutes les heures, et le plus vite possible.

*Mastication insuffisante.* — Nous la signalons à part, parce que son importance est quelquefois, considérable. En effet, on ne trouve, dans certains cas, d'autre cause à la dyspepsie qu'une mastication insuffisante : due tantôt à ce que le malade ne prend pas la peine de mâcher, tantôt à l'absence de plusieurs dents. On obtient quelquefois une amélioration considérable, rien qu'en donnant aux malades le conseil de bien mâcher et de manger lentement; en cas d'insuffisance dentaire, le port de fausses dents ou l'emploi d'un *masticateur* rend les plus grands services.

*Médicaments.* — Parmi les substances capables

d'irriter l'estomac, les médicaments tiennent une place très importante. On ne saurait croire la fréquence des *gastrites médicamenteuses*, surtout chez les tuberculeux, à qui l'on fait parfois ingérer une foule de substances irritantes, sans s'inquiéter de l'estomac, que l'on surcharge, en même temps, par la suralimentation.

*b*) **Début et marche de la maladie.** — Si le début de l'affection est, dans certains cas, des plus nets, il est souvent fort incertain; les malades ont commencé par ressentir des troubles dyspeptiques vagues, auxquels ils ne feraient pas attention si on ne les interrogeait pas à ce sujet. Et cependant il est parfois fort important de connaître le début exact de l'affection; le cancer, par exemple, débute insidieusement, et on risque toujours de croire la maladie plus récente qu'elle ne l'est en réalité; d'autre part, la durée de cette affection ne dépasse guère dix-huit mois ou deux ans; lors donc qu'on se trouve en présence d'une dyspepsie datant de cinq ou six ans, il est bien probable qu'il ne s'agit pas d'un néoplasme, ou bien qu'il est venu secondairement se greffer sur une gastrite ancienne.

La *marche* de la maladie est fort variable suivant les cas. Certaines suivent une progression constante; d'autres marchent par accès que séparent des phases plus ou moins longues de rémissions, parfois des accalmies complètes. Enfin, chose bien plus importante, certaines maladies ont changé de caractères : par exemple, aux symptômes d'un ulcère bien caractérisé, ont succédé l'amaigrissement et de la cachexie du cancer; tel malade, qui présentait naguère le syndrome de

Reichmann, offre aujourd'hui tous les signes d'une sténose pylorique. On conçoit l'extrême importance qu'il y a, tant au point de vue du pronostic que du diagnostic, à connaître ces variations.

*c*) **État actuel.** — La meilleure manière de se renseigner sur l'état actuel, c'est de faire raconter au malade, heure par heure, sa journée.

Le *matin*, certains malades commencent, nous l'avons vu (page 11), à souffrir dès leur réveil ; d'autres n'éprouvent de sensations pénibles qu'une fois debout ou bien un certain temps après le petit déjeuner. Demander, en passant, en quoi consiste ce petit déjeuner, et combien de temps après ils souffrent ; alors, à jeun ou bien après, surviennent les douleurs. Ne jamais oublier de s'informer si le malade a ou non des pituites le matin.

*A midi.* — Certains malades se mettent à table sans appétit ; ils ont même quelquefois le dégoût de l'alimentation ; les uns craignent de manger, par ce que leurs souffrances sont plus vives après les repas ; d'autres ont une véritable anorexie (cancer, gastrites chroniques, etc.) : parfois même la sensation de faim fait complètement défaut, comme dans l'anorexie hystérique, où les malades refusent obstinément de manger, et se laisseraient volontiers mourir de faim.

Nous avons suffisamment insisté plus haut (v. p. 59) sur l'importance de la qualité, de la quantité de l'alimentation ou d'une mastication imparfaite, pour y revenir.

*L'après-midi* est, en général, le mauvais moment des dyspeptiques. Nous avons vu plus haut (v. p. 9) que les douleurs pouvaient apparaître à divers moments ; tantôt aussitôt après le repas, le malade devient somnolent, éprouve une sensation de plénitude, de gonflement à l'épigastre ; parfois, son estomac gonfle réellement, et l'oblige à se desserrer, des éructations plus ou moins abondantes peuvent venir compléter ce tableau, qui fait tout de suite penser à quelque trouble de la motilité, à des fermentations...

Au contraire, ce n'est que trois ou quatre heures après le repas que surviennent les crises de grandes douleurs, terminées parfois par des vomissements, qui caractérisent les hyperchlorhydries.

Le *repas du soir* peut s'accompagner des mêmes phénomènes que celui du matin.

Enfin, *la nuit* est tantôt bonne, tantôt mauvaise, le sommeil est léger, entrecoupé de cauchemars (alcoolisme), ou bien des phénomènes douloureux, ressentis l'après-midi, peuvent venir à nouveau tourmenter le malade. Signalons enfin l'insomnie et la sensation de fatigue au réveil des neurasthéniques.

En terminant l'interrogatoire du malade, il faut toujours penser à s'informer de l'état de l'intestin et de la nutrition générale. Nous aurons à revenir sur les *troubles intestinaux* au cours des dyspepsies ; disons seulement qu'ils sont extrêmement fréquents ; la *constipation* en particulier est presque la règle. Mais il importe de les analyser avec soin, car si, le plus souvent, ils sont secondaires et subordonnés aux troubles gastriques, ils peuvent aussi représenter l'élément essentiel de la maladie, et commander l'état de l'estomac. Il faut rechercher tout particulièrement la *colite muco-membraneuse* (douleurs coliquatives, alternatives de diarrhée et de constipation, selles contenant des glaires, des fausses membranes ; au palper, sensation de corde colique, douleur au niveau des angles du côlon). Cette maladie, bien que très fréquente, et retentissant parfois profondément sur l'économie tout entière, passe aisément inaperçue, si l'examen n'est pas fait soigneusement.

*L'état général* est un élément de pronostic et de diagnostic. On sait par exemple que les hyperchlorhydriques qui ne vomissent pas beaucoup, et n'ont pas de sténose pylorique, maigrissent peu, même lorsque leur affection est intense et d'ancienne date. Au contraire, l'amaigrissement est la règle dans les sténoses pyloriques, et particulièrement dans le cancer.

Ajoutons enfin que si, sous l'influence du traitement institué, on voit les malades engraisser et présenter un faciès meilleur, on est en droit d'espérer une prompte amélioration des autres symptômes.

### 2° Examen de l'abdomen.

Le malade étant dans le décubitus dorsal, l'abdomen largement découvert, on lui recommande de respirer tranquillement, afin d'obtenir un relâchement complet des muscles de sa paroi abdominale ; on peut alors pratiquer, avec fruit, l'examen des viscères.

*a)* Inspection. — Elle fournit déjà un certain nombre de renseignements intéressants : elle permet de constater la *forme du ventre*, qui peut être normal, proéminent ou rétracté.

La *proéminence* de l'abdomen est totale ou partielle ; *totale*, elle est due soit à l'obésité du sujet, soit à de l'ascite ou du tympanisme, que la percussion permettra de reconnaître aisément ; *Partielle*, elle présente des caractères variables : tantôt c'est la région sus-ombilicale, qui fait saillie elle est soulevée soit par un cancer secondaire du foie, déformant l'hypochondre droit et l'épigastre, soit par l'estomac distendu, par exemple chez les gros mangeurs, ou en cas de pneumatose gastrique ; la saillie occupe alors l'hypochondre gauche et l'épigastre. Enfin, il est tout à fait exceptionnel de voir une tumeur de l'estomac présenter un volume assez considérable pour former une saillie appréciable à la vue.

D'autres fois, la saillie est périombilicale, comme par exemple dans le cas de ptose due au corset, où l'estomac devient presque vertical, le pylore étant abaissé notablement.

Enfin, la région sous-ombilicale peut être proéminente, la partie supérieure de l'abdomen étant plate, ou même déprimée. C'est surtout dans les *ptoses* qu'on observe un semblable état de l'abdomen ; il s'agit, soit de femmes ayant eu plusieurs enfants, soit d'individus ayant beaucoup maigri, soit enfin de ces ralentis de la nutrition, dont tous les tissus sont flasques et atones ; l'abdomen est flasque, à paroi molle, dépressible ; on perçoit parfois, sur la ligne médiane, au-dessus de l'ombilic, les battements de l'aorte, se traduisant par un léger soulèvement, synchrone aux battements du pouls; enfin, en faisant asseoir les malades, on observe le ventre « à triple saillie de Malgaigne », la saillie médiane étant formée par l'ensemble des deux grands droits contractés, de chaque côté desquels les viscères dépriment la paroi affaiblie, et forment une voussure « en besace ».

La *rétraction* de l'abdomen s'observe chez les individus qui ont beaucoup maigri, comme les cancéreux avancés, et surtout chez les malades dont l'estomac s'est rétracté, par suite d'une lésion œsophagienne (cancer, sténose), amenant un obstacle à la déglutition. Nous venons de dire que, chez les sujets atteints de ptoses, on peut observer l'affaissement de la partie sus-ombilicale de l'abdomen, grâce à l'atonie de la paroi.

Quelquefois l'inspection permet de constater divers phénomènes pathologiques, dont le plus intéressant est l'apparition de *contractions péristaltiques* de l'estomac. Elles se présentent sous deux formes: tantôt c'est une contraction *en masse*, l'estomac tout entier se contracte, et sa forme se dessine plus ou moins bien, formant une saillie appréciable à la vue et surtout au palper; plus souvent, il s'agit d'*ondes péristaltiques*, qui vont du fond de l'estomac vers le pylore, soulevant la paroi abdominale, à la manière d'une vague, qui progresserait de l'hypochondre gauche vers l'ombilic. Les contractions péristaltiques sont intermittentes; elles se produisent spontanément, mais surtout si on excite fortement le paroi par une brusque secousse, par une forte chiquenaude dans la région épigastrique; d'ordinaire, le malade perçoit, au moment où elles se produisent, une sensation de *crampe*, aussi, nombre de sujets connaissent ce phénomène et l'accusent au médecin ; un certain nombre produisent les contractions à volonté, par des artifices divers.

La valeur séméiologique des contractions péristaltiques est considérable ; leur constatation indique la lutte de l'estomac contre un obstacle à l'évacuation de son contenu ; on ne les observe guère en dehors de la sténose pylorique, dont elles sont l'un des meilleurs signes.

Signalons, en terminant, la possibilité de contractions péristaltiques de l'intestin ; on les observe surtout dans la fosse iliaque droite ; elles coïncident alors, en général, avec la distension gazeuse du cœcum et indiquent l'existence d'une sténose du côlon ascendant ou tranverse.

*b*) **Palpation.** — C'est ici principalement qu'il importe d'obtenir le relâchement *complet* de l'abdomen. Aussi, nombre de médecins font-ils prendre au malade une position spéciale ; ils lui recommandent de fléchir les jambes, et, les talons étant maintenus au contact l'un de l'autre, d'écarter les genoux à droite et à gauche. D'autres, au contraire, jugent cette manœuvre inutile, et palpent le ventre en faisant étendre les jambes.

Il n'est pas indifférent de commencer le palper par n'importe quel organe. Nous croyons préférable de ne pas commencer par explorer l'estomac ; s'il est douloureux, le malade se contracte, ce qui rend l'exploration bien plus difficile. Au contraire, en commençant par l'intestin, on fait moins souffrir le patient, qui prend confiance, et ne se raidit pas. On explorera donc tout d'abord le côlon ; c'est d'ailleurs un point qu'il ne faut jamais négliger. La meilleure manière d'apprécier la situation, la consistance, la plénitude ou la vacuité, enfin l'état de contracture ou de relâchement musculaire du côlon (fig. 1), consiste à le faire rouler sous la pulpe des doigts appliqués perpendiculairement à sa direction. Si on se trouve à droite du malade, il faut donc appliquer les extrémités des doigts réunis des deux mains près de la ligne médiane, la pulpe tournée vers soi : on déprime alors *légèrement* la paroi abdominale, et, fléchissant les dernières

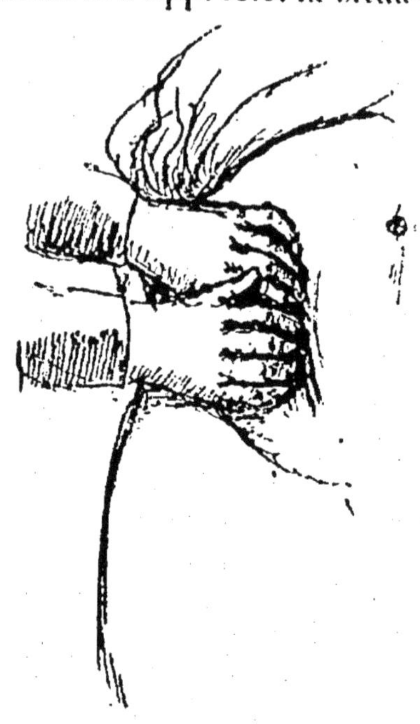

Fig. 1. — Manière de placer les mains pour le palper du gros intestin; côlon ascendant.

phalanges des doigts pour mieux sentir, on attire vers soi les deux mains, lentement et sans brutalité : souvent on ne sent rien ; c'est que le cœcum est vide et affaissé; d'autres fois, les doigts viennent heurter quelque chose d'allongé verticalement et passent par-dessus en subissant un léger ressaut perceptible au palper, parfois même à la vue. Cette sensation est fournie par le cœcum rempli de matières fécales, ou de gaz, ou bien encore atteint d'inflammation ancienne ou d'une tumeur: dans les crises douloureuses de la colite muco-membraneuse, on peut le sentir contracturé, parfois rigide comme un tuyau de plomb.

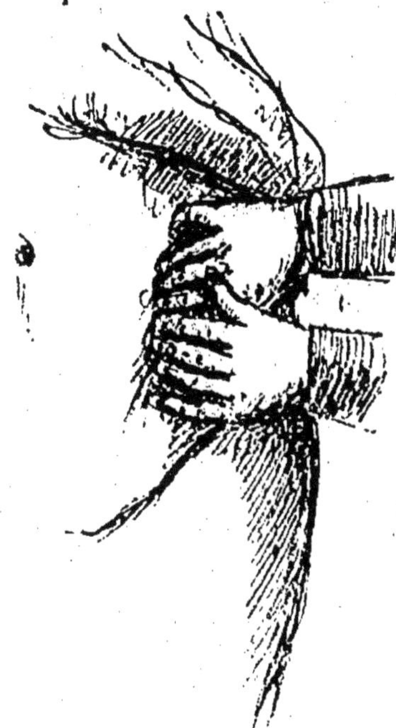

Fig. 2. — Manière de placer les mains pour le palper du côlon descendant.

Cette exploration terminée du côté droit, on la répète du côté gauche; lorsqu'on le peut (fig. 2), il vaut mieux, pour explorer le côlon descendant, se porter à la gauche du malade ; la palpation étant plus facile lorsqu'on explore de la ligne médiane vers la crête iliaque, qu'en sens contraire.

Enfin, on termine le palper du gros intestin par l'exploration du côlon transverse, qu'on fait de même rouler sous les doigts, placés maintenant perpendiculairement à l'axe du corps, et agissant de haut en bas (fig. 3).

Dans cette exploration, il faut se garder de prendre pour une corde colique les faisceaux musculaires du grand oblique; on le fait d'autant plus aisément que le côlon est assez souvent douloureux au palper, et qu'alors les malades se contractent.

Après le gros intestin, on peut palper l'estomac. La palpation de cet organe permet d'explorer sa sensibilité à la pression, et de rechercher l'existence d'une tumeur.

Nous avons déjà dit (v. p. 12) que la pression pouvait réveiller soit une douleur diffuse, soit une douleur localisée, au point épigastrique, ou le long de la grande courbure. Nous avons suffisamment parlé du point épigastrique (p. 12). Quant à la grande courbure, son siège varie suivant le degré de dilatation de l'organe, et suivant ses variations de forme et de position ; nous n'insistons pas.

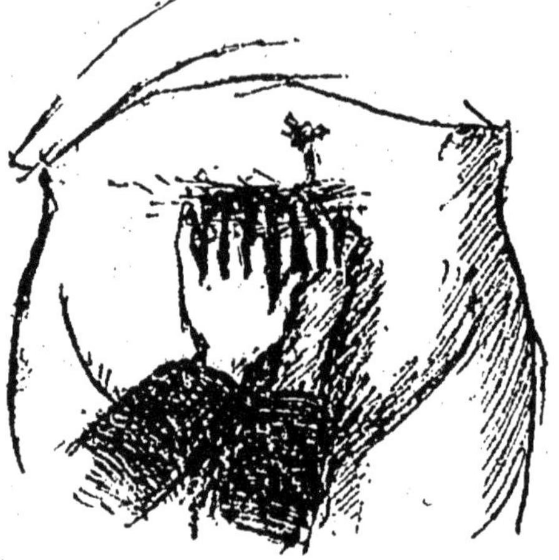

Fig. 3. — Manière de placer les mains pour le palper du côlon transverse.

L'existence d'une tumeur est un symptôme fort important à constater : puisque c'est un des meilleurs signes du cancer ; malheureusement, cette constatation est, en général, malaisée à faire.

En effet, les tumeurs de l'estomac occupent, de préférence, le pylore et la petite courbure ; on ne peut que difficilement les sentir, à cause de leur situation profonde, et de la présence du foie et du rebord costal au-devant du pylore. Les grands droits opposent souvent, par leur contraction un obstacle parfois insurmontable au palper. Il faut placer les mains sur l'épigastre (fig. 4), et tâcher d'insinuer la pulpe des doigts le plus haut possible, sous le foie, en déprimant les grands droits ; en faisant largement respirer le malade, on y arrive quelquefois mieux ; enfin parfois l'in-

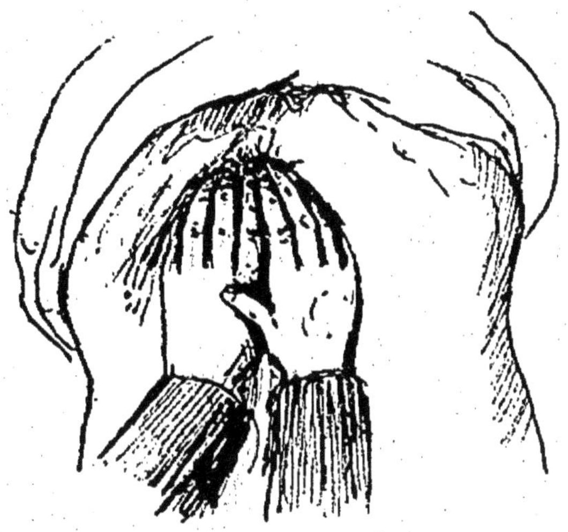

Fig. 4. — Manière de placer les mains pour rechercher l'existence d'une tumeur de l'estomac.

sufflation de l'estomac (voy. p. 76) facilite l'exploration, en abaissant le pylore et en le rapprochant de la paroi abdominale antérieure.

Enfin, il ne faut jamais négliger de palper le foie et le rein. Nous verrons que le foie des dyspeptiques est souvent augmenté de volume, ou abaissé, ou son bord inférieur est bien plus facile à palper qu'à percuter.

Voici comment il faut procéder pour cet examen. Le médecin se place à droite du malade, et place ses mains comme le montre la fig. 5 ; c'est-à-dire qu'il applique la paume de ses deux mains à plat sur l'hypochondre droit, les extrémités des doigts réunies et dirigées en bas ; puis, fléchissant les dernières phalanges sur les avant-dernières, il déprime *légèrement* la paroi abdominale, parallèlement au rebord costal ; en explorant de bas en haut, en remontant peu à peu les mains, on arrive à sentir très aisément le bord tranchant du foie et sa face

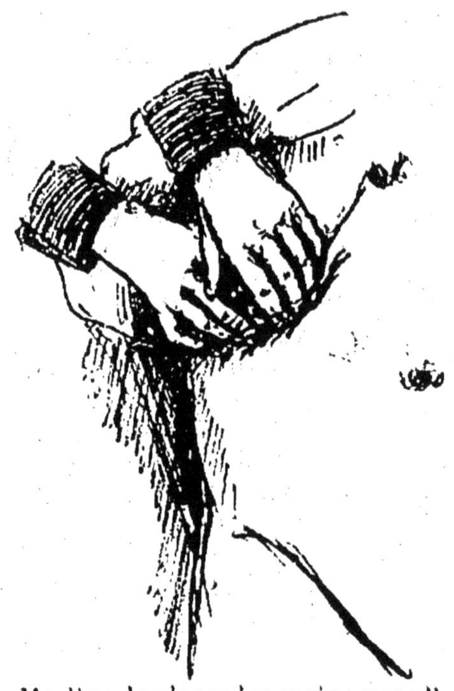

Fig. 5. — Manière de placer les mains pour l'exploration du bord inférieur du foie.

inférieure ; si on prie alors le malade de respirer un peu plus largement, on sent et on voit les doigts soulevés par le foie, qui s'abaisse et les fait ressauter.

La *mobilité respiratoire* du foie est ordinairement minime : l'abaissement est de 1 cm. environ ; dans certains cas, elle devient bien plus considérable ; il y a un véritable déplacement vertical du foie; c'est le premier degré de la ptose de cet organe.

Quant aux reins, tout le monde connaît la manière de les explorer; soit par le palper bimanuel, soit par le procédé de Glénard; on constate ainsi si leur mobilité, plus ou moins considérable, les déplacements du rein droit, très fréquents, surtout chez les femmes, peuvent causer des douleurs qui sont parfois rapportées à tort à l'estomac.

*c)* **Percussion.** — Elle permet, dans certains cas, de délimiter très exactement l'estomac; par exemple, lorsque celui-ci est fortement distendu par des gaz et donne un son tympanique facile à distinguer du son mat que donne l'intestin rempli de matières. Il faut alors percuter en partant des régions nettement tympaniques, pour se diriger vers les parties mates : il faut donc partir du centre de l'estomac pour se diriger vers ses bords.

Lorsque les résultats ainsi obtenus ne sont pas d'emblée très nets, il ne faut pas s'attarder davantage à une recherche stérile; on se contente alors de mesurer les dimensions transversales de l'organe, afin de s'en faire une idée approximative, en explorant l'espace de Traube, c'est-à-dire en recherchant la sonorité gastrique qui existe normalement entre l'extrémité gauche du foie et la rate. On trouve, d'habitude, un son clair, presque tympanique, sur une largeur d'environ 10 centimètres; l'exagération de la sonorité indique la distension gazeuse de l'estomac; l'élargissement de l'espace de Traube témoigne des dimensions insolites de l'organe; c'est ainsi que, chez les gros mangeurs possédant un grand estomac, on trouve une augmentation notable de l'espace de Traube, alors même que la grande courbure ne descend pas plus bas que normalement.

Par contre, la sonorité de l'espace de Traube peut faire défaut complètement; lorsque l'estomac est très petit, ou très abaissé, dans la ptose du corset, par exemple, où les viscères de la partie supérieure de l'abdomen se rapprochent les uns des autres dans le sens horizontal, et regagnent, en s'abaissant, la place ainsi perdue.

Enfin, la percussion permet de repérer la limite supérieure du foie; on peut prendre comme point de repère la matité *relative*, c'est-à-dire marquer la face supérieure du foie, dès qu'il se produit un changement de tonalité, ce procédé donne la projection à peu près exacte de l'organe; la distance obtenue entre la matité ainsi trouvée et le bord inférieur, perçu par le palper, mesure 10 à 12 centimètres; on peut aussi ne s'arrêter qu'à la matité *absolue*, qui donnera, non plus la projection complète de l'organe sur la paroi, mais la partie directement en contact avec elle; la matité normale ne mesure plus, par ce procédé, que 7 centimètres en moyenne.

*d*) **Recherche du clapotage gastrique.** — Le clapotage gastrique est le bruit dû au déplacement brusque du liquide contenu dans l'estomac, *dans de certaines conditions* seulement. En effet, normalement, on ne perçoit jamais de clapotage, même pendant la digestion; il faut la réunion de 3 conditions :

1° présence de liquide et de gaz simultanément;

2° tension modérée;

3° affaiblissement du tonus musculaire.

La constatation du clapotage est donc un phénomène pathologique, mais dont l'importance est fort variable, suivant son *siège* et le *moment où on le trouve*. En effet, tandis que le clapotage perçu, *dans les limites normales* de l'estomac, peu de temps après l'ingestion d'un peu de liquide, n'indique qu'une tendance à l'atonie sans grande importance, la constatation de ce signe en dehors des périodes digestives, c'est-à-dire plus de 6 heures après l'ingestion d'aliments, indique, à coup sûr, la stase ; l'existence de clapotage au-dessous de la ligne de Bouchard (ligne unissant l'ombilic à la 9° ou 10° côte gauche) indique une atonie musculaire considérable, ou de la dilatation, si on a pu établir que l'organe n'est pas atteint de ptose. Il est donc absolument nécessaire, avant de rechercher le clapotage, de savoir depuis combien de temps le malade a mangé ou bu ; s'il est à jeun, on cherchera d'abord à savoir s'il y a stase et dilatation ; lorsque cette recherche est négative on peut, en faisant ingérer au patient un demi-verre de liquide, produire plus facilement le clapotage, qui renseignera sur les dimensions de l'organe.

Il y a deux moyens d'obtenir le clapotage : la *succussion digitale*, et la *succussion hippocratique*.

La *succussion digitale* consiste à déprimer brusquement le paroi abdominale avec l'extrémité des doigts de la main droite accolés. On peut pratiquer la succussion soit en suivant une ligne verticale, soit dans le sens horizontal. Le premier procédé (fig. 6) est moins précis ; en outre, il expose à une erreur ; en percutant au-dessous de l'ombilic, on peut, par propagation des secousses imprimées à la paroi, déterminer du clapotage susombilical ; il est parfois difficile de dire où finit exactement l'estomac ; le second procédé a l'avan-

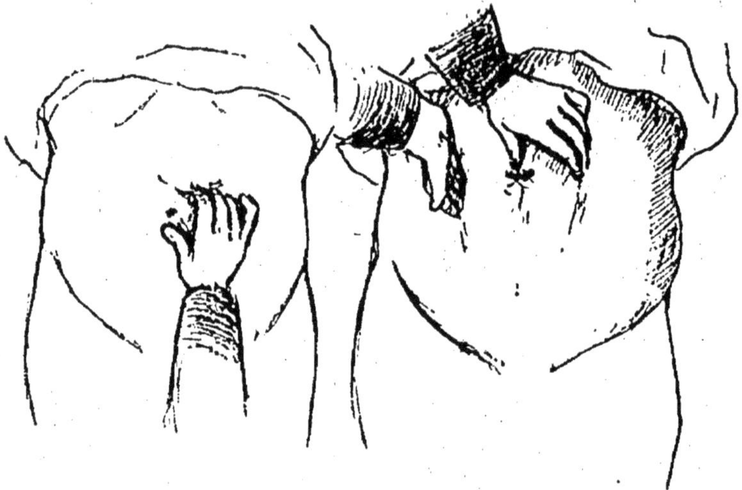

Fig. 6 et 7. —Manière de pratiquer la succussion digitale : 1° verticalement ; 2° en travers, sous les grands droits.

tage de déplacer le liquide transversalement, ce qui permet de mieux apprécier sa limite inférieure (fig. 7).

Il est facile de ne pas confondre le bruit ainsi produit par l'agitation du liquide stomacal avec le simple *froissement de la muqueuse*, ou avec le *gargouillement* colique, ce dernier survenant uniquement en cas de diarrhée ou de pneumatose intestinale.

La *succussion hippocratique* se pratique en agitant assez brusquement le tronc tout entier du malade que l'on saisit à pleines mains par les hanches, et auquel on imprime plusieurs brusques secousses transversales. Parfois le patient, en s'agitant tout seul, lorsqu'il a bien compris ce qu'on veut obtenir, produira plus aisément que le médecin le bruit de clapotage.

En général, l'intensité du clapotage obtenu par l'un ou l'autre procédé est en rapport avec la quantité de liquide contenu dans l'estomac.

Cependant, il est des cas où on ne trouve que peu ou même pas du tout de clapotage, bien que l'estomac renferme une certaine quantité de liquide, comme le montre le sondage.

*e*) **Insufflation.** — On peut distendre l'estomac au moyen d'air atmosphérique. Pour cela, on introduit dans l'estomac une sonde creuse, par laquelle on insuffle de l'air, soit par la bouche, soit à l'aide d'un appareil quelconque, susceptible d'augmenter légèrement la pression. A cette manière de procéder, on peut préférer l'emploi des poudres effervescentes, qui ne nécessite pas l'introduction de la sonde. Il suffit de faire prendre au malade, dans une cuillerée d'eau, deux grammes de bicarbonate de soude, puis, aussitôt après, un gramme d'acide tartrique dans une nouvelle cuillerée d'eau, pour obtenir une distension suffisante, et nullement dangereuse. On voit, d'ordinaire, l'estomac se dessiner nettement sous la paroi abdominale qu'il soulève; la grande courbure est particulièrement nette ; la petite le devient lorsque le pylore est abaissé, ce qui peut se produire par le fait même de la distension gazeuse, lorsqu'elle est suffisante.

Lorsque l'estomac ne se dessine pas nettement, on peut, par la percussion, obtenir très aisément un son tympanique bien accusé, et en rechercher les limites.

Parfois, le palper, lorsque l'estomac, est distendu, permet de sentir une tumeur pylorique, qui aurait échappé à l'exploration simple dans les circonstances habituelles. En effet, le pylore est non seulemens abaissé, mais rapproché de la paroi abdominale; on peut mieux, alors, apprécier les caractères d'une tumeur, et particulièrement être renseigné sur son degré de mobilité.

Parfois enfin, on n'arrive pas à distendre l'estomac, les gaz ne sont pas retenus, et passent directement dans l'intestin; on peut, alors, diagnostiquer une insuffisance du pylore.

Cette distension ne devra pas être faite lorsqu'il y a du danger : par exemple en cas d'ulcère.

## § 2. — CATHÉTÉRISME DE L'ESTOMAC. — EXTRACTION DE SON CONTENU. — ANALYSE CHIMIQUE DU SUC GASTRIQUE

**1° Cathétérisme.** — Il a pour but, soit d'explorer l'œsophage, soit d'évacuer le contenu de l'estomac.

*a*) **Cathétérisme explorateur.** — Il est donc indiqué, toutes les fois qu'on veut être renseigné sur l'existence ou le degré d'une sténose de l'œsophage. C'est un élément de diagnostic des plus importants, mais dont il ne faut pas abuser, à cause des dangers qu'il peut faire courir au malade. Tout d'abord, rarement, il est vrai, on est exposé à des fausses routes; il existe des exemples de perforation de l'œsophage, par un cathétérisme imprudent, en cas de cancer, et, ce qui est plus grave encore, on a signalé, en cas d'anévrysme de l'aorte, comprimant l'œsophage, la rupture de la poche anévrysmale. Le cathétérisme peut être également dangereux chez les personnes atteintes d'affections graves des voies respiratoires avec dyspnée ou quintes de toux considérables, et faciles à provoquer. Il est donc nécessaire, avant de recourir à ce mode d'exploration, de s'assurer, par l'examen attentif du malade, qu'il n'existe aucun danger.

Nombreux sont les instruments qu'on a successivement proposés pour le cathétérisme de l'œsophage. On peut les diviser en deux classes : les uns, sondes rigides, sont surtout représentés par les bougies en gomme durcie, ou les tiges en baleine, sur lesquelles on visse une olive d'ivoire ou de toute autre substance, pourvu qu'elle soit lisse, dure et inaltérable : un simple regard jeté sur les figures 8 et 9 suffira pour rappeler leur forme.

Actuellement on tend à délaisser ces sondes rigides, qui ne présentent guère que des inconvénients, et sont d'un maniement plus difficile et plus dangereux que les sondes en caoutchouc, auxquelles on donne la préférence.

On peut employer n'importe quel tube de caoutchouc, pourvu que sa surface ne présente aucune aspérité, et que l'extrémité qui doit pénétrer dans l'œsophage ne soit pas coupée simplement à angle droit, mais présente des bords arrondis et mousses. On peut donc utiliser, comme instrument explorateur, l'une des sondes que nous décrirons tout à l'heure, en parlant du cathétérisme évacuateur, mais ces sondes sont, en général, un peu trop molles, et ne suffisent pas dans tous les cas. Aussi a-t-on proposé d'autres modèles; nous décrirons celui du D<sup>r</sup> Inurigaro, dont nous recommandons tout spécialement l'usage.

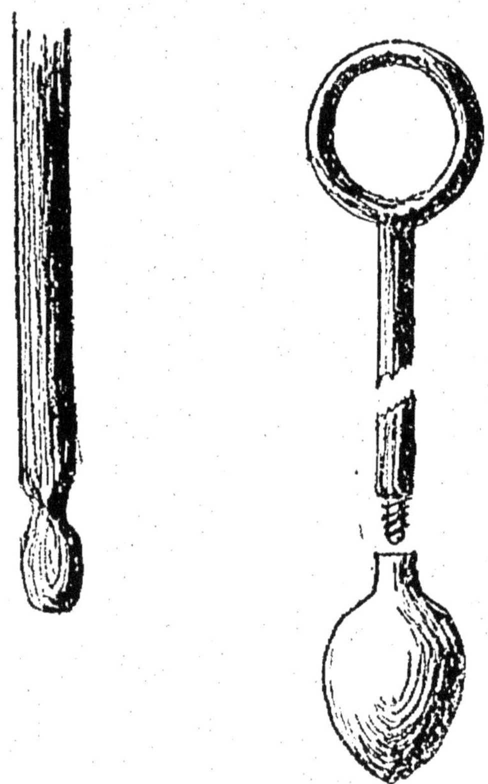

Fig. 8 et 9. — Sondes œsophagiennes rigides. — Fig. 8. — Extrémité d'une bougie en gomme durcie. — Fig. 9. — Tige en baleine, sur laquelle s'adaptent des olives de grosseur différente.

La sonde exploratrice du docteur Inurigaro est un tube en caoutchouc moulé, d'une longueur de 60 centimètres. L'extrémité qui doit pénétrer dans l'œsophage s'effile peu à peu, et se termine par une portion pleine, longue de 3 centimètres environ, ayant la forme d'un cône à pointe arrondie (fig. 10 et 11).

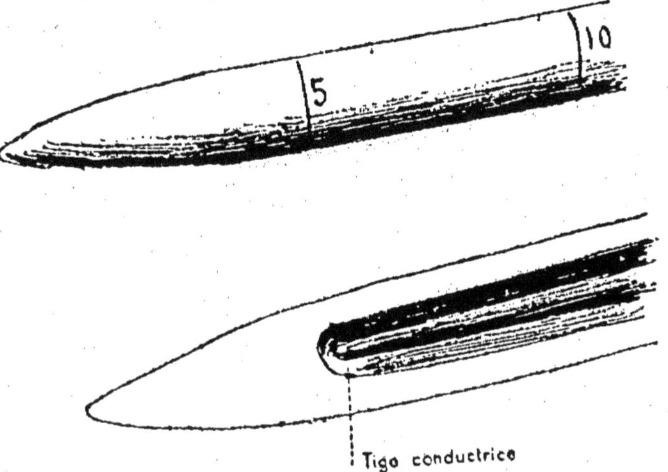


Fig. 10 et 11. — Sonde œsophagienne du Dr Inurigaro.

Les avantages de ce modèle sont les suivants : on ne court à peu près aucun risque ; en effet, la partie terminale est effilée, terminée par une extrémité arrondie, et de plus est absolument souple, et incapable de causer la moindre lésion ; au contraire, le tube qui lui fait suite est suffisamment rigide, grâce à l'épaisseur de ses parois, qui atteint trois ou quatre millimètres ; aussi l'introduction est-elle des plus faciles ; si même la rigidité n'est pas jugée suffisante, par exemple, pour vaincre un spasme, on peut l'augmenter en introduisant dans la lumière du tube une tige en baleine, destinée à servir de conducteur.

Quel que soit l'instrument choisi, le mode opératoire est des plus simples : le malade étant assis, on se place en face de lui, à sa droite, en tenant l'instrument comme une plume à écrire, on l'engage à bien ouvrir la bouche et à respirer largement; il vaut mieux, surtout avec les sondes rigides, faire renverser légèrement la tête en arrière, pour rendre l'introduction plus facile; puis on pose l'extrémité de l'instrument sur la langue, et on le pousse doucement, d'un mouvement lent et continu, d'avant en arrière. D'ordinaire on éprouve une certaine difficulté à franchir l'entrée de l'œsophage : l'instrument bute contre la paroi postérieure du pharynx, et procure une sensation désagréable au malade, qui contracte son pharynx, et, souvent, est pris de quintes de toux. Il ne faut pas se laisser arrêter par cet insuccès momentané, on rassure le malade, lui disant qu'il n'y a qu'un moment pénible à passer, on l'engage à respirer largement, et à ne point chercher à retenir sa salive; en insistant doucement, au besoin en exécutant de légers mouvements de rotation, on introduit l'extrémité de la sonde dans le pharynx; on engage alors le malade à avaler pendant qu'on pousse toujours doucement, et d'une façon continue; un mouvement de déglutition fait franchir l'entrée de l'œsophage à la sonde; le reste est sans aucune difficulté.

La sonde arrive sans peine jusque dans l'estomac, s'il n'existe aucune sténose de l'œsophage; on reconnaît qu'on a franchi le cardia, lorsque l'instrument est entré sur une longueur de 45 centimètres, à partir des incisives; les sondes portent toutes un gros trait bien visible marquant l'endroit

où il faut s'arrêter ou bien, comme celle du D<sup>r</sup> Inurigaro, sont graduées extérieurement, par un trait
noir tous les 5 centimètres.

Lorsqu'on est arrêté en chemin, encore faut-il
savoir si l'obstacle est organique, ou causé simplement par un spasme de l'œsophage : l'obstacle
organique demeure ordinairement infranchissable,
tandis que, dans le cas de spasme, il suffit ordinairement d'insister doucement et d'une façon continue, tout comme pour le spasme de l'urètre,
pour arriver à franchir un obstacle, qui avait pu,
tout d'abord, sembler infranchissable.

Le cathétérisme de l'œsophage amène parfois des accidents; tout d'abord, on peut introduire
la sonde dans le larynx. Cela est très rare. On
est d'ailleurs vite averti de l'accident par l'apparition de la toux et de la suffocation; s'il reste
le moindre doute, on demande au malade d'émettre un son; il le fera aisément, si l'instrument
n'est pas engagé dans les voies aériennes.

On a signalé quelques cas d'hématémèses abondantes à la suite d'un cathétérisme. Il faut donc
s'abstenir, toutes les fois qu'on soupçonne un
ulcère ou un cancer ulcéré, maladies les plus aptes
à occasionner cet accident.

Enfin, on incline généralement à admettre que
les cathétérismes, un peu répétés, sont nuisibles
en cas de cancer et accélèrent la marche de la maladie. Aussi a-t-on presque complètement abandonné la méthode de la dilatation lente, et, même,
nombre de praticiens ne recourent au cathétérisme,
en cas cancer de l'œsophage, que lorsqu'on ne
peut s'en passer pour établir le diagnostic.

Nous n'avons point encore parlé du calibre que doit avoir l'instrument explorateur; nous conseillons de commencer par une sonde de moyen calibre, c'est-à-dire d'un diamètre extérieur de 12 à 15 millimètres; les grosses sondes pénètrent mieux que les petites, exposent moins aux fausses routes et donnent de meilleurs renseignements; il est évident qu'avec une grosse sonde on ne méconnaîtra pas l'existence d'un rétrécissement organique; au contraire, on vaincra un spasme bien plus aisément qu'avec une sonde de petit calibre. S'il existe un obstacle organique et qu'on veuille en mesurer le degré, on peut ensuite introduire successivement des sondes de calibre décroissant.

*b*) **Cathétérisme évacuateur.** — Il a pour but l'extraction du contenu de l'estomac, soit le matin à jeun, soit après un repas d'épreuve.

On le fait, en général, à l'aide de sondes molles en caoutchouc moulé. Le modèle le plus simple est représenté par le *tube de Faucher*, qui consiste en un tube de caoutchouc, long de 2 mètres; c'est, en somme, l'analogue des sondes urétrales de Nélaton, dont il ne diffère que par les dimensions.

On a construit un grand nombre d'autres modèles.

M. Debove fait renforcer la paroi du tube, au niveau de l'extrémité qui doit pénétrer dans l'estomac, sur une longueur d'une dizaine de centimètres; on franchit ainsi plus aisément l'isthme du gosier;

La sonde de Fremont, que nous recommandons spécialement, est de consistance intermédiaire entre le tube de Faucher et celui de M. Debove; elle ne présente pas de renforcement terminal, et possède en outre un index de verre; c'est un tube de verre, placé à 6o centimètres du bout œsophagien, et réunissant les deux segments de la sonde; il permet de mieux surveiller l'écoulement des liquides, et d'ajouter, en cas de besoin, une poire à aspiration.

Au niveau du bout œsophagien, les sondes présentent en général un ou plusieurs trous latéraux de nombre, de dimension et de situation variables suivant les modèles; ces trous sont destinés à favoriser l'aspiration du liquide, et à éviter le pincement de la muqueuse.

Le bout libre de la sonde est, en général, un peu dilaté pour qu'on puisse aisément y adapter un entonnoir spécial (fig. 12).

Enfin, on a ajouté aux différentes sondes gastriques des appareils aspirateurs, destinés à faciliter l'extraction du liquide stomacal. Nous ne parlerons que des poires en caoutchouc, d'un emploi plus généralisé et plus pratique que les autres appareils aspirateurs.

On a, tout d'abord, simplement ajouté à la sonde une tubulure latérale, à laquelle s'adapte une poire en caoutchouc, susceptible de produire l'aspiration. Pour éviter le reflux du liquide dans la poire, M. Soupault la fait placer tout près de l'extrémité libre de la sonde, et l'adapte au bout d'un long tube; nous préférons le dispositif imaginé par MM. Mathieu et Laboulais et dont voici la description (fig. 12).

Il consiste en l'adjonction, à la sonde ordinaire de M. Frémont, d'une poire en caoutchouc, remplaçant l'index de verre ordinaire.

Cette poire, d'une contenance de 200 centimètres cubes environ, présente deux orifices diamétralement opposés : l'un porte un gros tube de verre qui s'adapte au tube de caoutchouc qui forme la partie libre de la sonde de Frémont ; l'autre s'adapte exac-

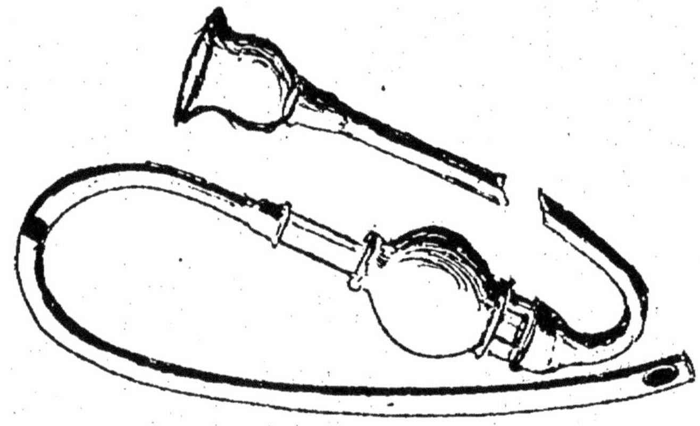

Fig. 12. — Dispositif de MM. Mathieu et Laboulais.

tement au tube de verre qui, dans la sonde de Frémont, termine la partie œsophagienne. On conçoit dès lors combien il devient facile d'utiliser la poire pour produire de l'aspiration ; lorsque la sonde doit être utilisée sans aspiration, il suffit d'enfoncer le tube de verre, qui est suffisamment long, jusqu'à ce qu'il pénètre dans l'autre portion du tube en caoutchouc, la poire aspiratrice est alors virtuellement supprimée, et ne gêne aucunement.

Pour introduire la sonde, on procède exactement comme pour le cathétérisme explorateur ; il est seulement inutile de faire renverser la tête du malade en arrière ; en outre, le premier temps, c'est-à-dire l'introduction dans le pharynx, et l'entrée dans l'œsophage, est plus difficile, surtout avec le tube de Faucher, la sonde se repliant parfois sur elle-même; il suffit alors de la retirer et de prier le malade d'avaler.

Une fois la sonde introduite, il faut obtenir l'évacuation du contenu de l'estomac. Ordinairement, cela est des plus simples; on laisse pendre dans un récipient placé à terre l'extrémité libre de la sonde, et on prie le malade de faire un effort, comme pour aller à la selle, le liquide sort facilement. Cette pratique s'appelle l'*expression stomacale.*

Mais, dans certains cas, l'expression ne suffit pas; il faut amorcer, c'est-à-dire aspirer le liquide; pour cela, on comprime la poire à aspiration, et, pinçant la sonde au-dessous de la poire, ou de la tubulure qui la supporte, on lâche la poire qui, revenant sur elle-même, produit un vide suffisant pour faire monter le liquide; il n'y a plus qu'à lâcher le tube, pour voir le liquide s'écouler.

On peut enfin se proposer de *laver l'estomac,* afin d'assurer son évacuation plus complète; il suffit pour cela d'adapter au bout libre de la sonde un entonnoir spécial, en verre, contenant ordinairement un demi-litre ou un litre; on l'élève au-dessus de la tête du patient, après l'avoir rempli d'eau, qui s'écoule dans l'estomac; alors qu'il en reste encore un peu dans l'entonnoir, il suffit d'abaisser brusquement ce dernier à un niveau inférieur à celui de l'estomac, pour voir le liquide refluer dans l'entonnoir.

Il est en général nécessaire de répéter plusieurs fois cette manœuvre; il faut faire passer des litres d'eau dans l'estomac, avant qu'elle ne sorte bien claire, ce qui indique que le lavage est complet.

Le lavage d'estomac peut être employé dans un but thérapeutique : on se borne alors à un lavage simple, non précédé d'expression ou d'aspiration.

**2° Analyse du suc gastrique.** — On peut analyser le suc gastrique, soit après l'ingestion d'une certaine quantité d'aliments, susceptible de provoquer une excitation glandulaire suffisante, c'est-à-dire après l'ingestion d'un *repas d'épreuve* ; on peut aussi examiner le liquide extrait le matin à jeun, en cas de *rétention* ou d'*hypersécrétion* gastrique. Nous ne parlerons, pour le moment, que des résultats fournis après l'ingestion du repas d'épreuve ; nous étudierons les caractères des liquides de stase, en traitant du syndrôme de Reichmann.

*a*) **Repas d'épreuve.** — On a proposé un grand nombre de *repas d'épreuve*. Actuellement on se sert presque uniquement du *repas d'épreuve d'Ewald*, parce qu'il est commode, réalise bien les conditions d'une digestion ordinaire, et enfin parce que, M. Winter ayant étudié le chimisme gastrique avec le repas d'Ewald, on possède des points de repère pour l'interprétation des résultats.

Le repas d'Ewald se compose de 60 gr. de pain rassis et de 250 gr. d'eau pure, ou de thé léger, qu'on fait prendre le matin à jeun, en recommandant au malade de bien mâcher et de manger lentement. L'extraction est faite au bout de une heure. Il est bien évident que l'estomac doit être vide, au moment où le malade ingère son repas d'épreuve ; on doit donc, en cas d'hypersécrétion marquée, et surtout en cas de stase, faire précéder l'ingestion du repas d'épreuve d'un lavage complet de l'estomac.

Le liquide extrait, il faut en étudier les caractères physiques et les réactions chimiques.

*b*) **Caractères physiques.** — La *quantité* du liquide extrait est d'ordinaire de 40 à 50 centimètres cubes. Comme cette quantité est souvent moindre, on peut l'augmenter, en augmentant la quantité d'eau qui entre dans la composition du repas d'épreuve. M. Mathieu donne couramment 400 cc. d'eau au lieu de 250; on peut alors extraire de 60 à 80 centim. cubes de liquide, une heure après le repas, et les résultats ne sont pas sensiblement modifiés, les chiffres subissent une augmentation insignifiante.

*L'aspect* varie suivant les cas : en général, c'est un liquide grisâtre ou jaunâtre, ressemblant parfois à de l'urine claire; il est limpide ou à peine opalin, ou troublé par du mucus, des débris alimentaires, de la bile.

Le mucus le rend visqueux et troublé; la bile le colore quelquefois en jaune ou même en verdâtre; les débris alimentaires consistent en débris de pain plus ou moins gros et plus ou moins nombreux, suivant le degré d'activité du suc gastrique. Par le repos, ces détritus gagnent le fond du vase, où ils forment une couche plus ou moins épaisse.

*L'odeur* est, en général, nulle, ou ressemble à celle du pain; l'existence d'une odeur désagréable, acétique, butyrique, d'hydrogène sulfuré, indique l'existence de fermentations.

La *filtration* est nécessaire pour débarrasser le

liquide de ses impuretés; elle est plus ou moins rapide suivant la teneur en mucus et en peptones, suivant aussi l'abondance des résidus alimentaires. Aussi le dépôt laissé sur le filtre est-il d'aspect et d'abondance variables; l'examen microscopique permet souvent d'y reconnaître des grains d'amidon non digérés se colorant en bleu par l'iode, alors même qu'il n'y a pas de détritus reconnaissables à l'œil nu.

Le liquide filtré devenu clair et homogène sert à l'étude des réactions chimiques.

*c)* **Caractères chimiques.** — L'analyse doit porter sur trois points : le titrage de l'acidité totale; la recherche des réactions colorées qui décèlent l'acide chlorhydrique libre, les acides organiques, les peptones; enfin, le dosage des éléments chlorés.

De nombreux procédés ont été indiqués; nous nous bornerons à indiquer, pour chaque point, une seule réaction, celle dont l'emploi est le plus généralisé, et, en même temps, le plus simple.

ACIDITÉ TOTALE. — Elle représente la somme des acidités de l'acide chlorhydrique libre, de l'acide chlorhydrique en combinaison organique, des acides organiques, enfin des sels acides. On l'exprime en acide chlorhydrique, c'est-à-dire qu'on cherche à déterminer combien d'acide chlorhydrique il faudrait ajouter à un certain volume d'eau pour lui donner une acidité équivalente à celle qui aurait un même volume du suc gastrique à examiner. Il suffit pour cela de neutraliser le suc gastrique à l'aide d'une solution alcaline titrée et en présence d'un réactif témoin, et de calculer ensuite, à l'aide des équivalents chimiques, à quelle quantité d'acide chlorhydrique équivaut la quantité de substance alcaline employée.

Pratiquement, le calcul est fort simple, grâce à l'emploi des *solutions normales*. On appelle ainsi des solutions qui renferment par litre un poids de corps à examiner, égal en grammes, au chiffre qui exprime son équivalent chimique; l'équivalent de l'acide chlorhydrique étant de 36 gr. 5, une solution normale d'acide chlorhydrique renfermera donc 36 gr. 5 d'acide chlorhydrique; l'équivalent de la soude étant de 40, une solution normale de soude contiendra 40 gr. de soude par litre. On sait, d'autre part, qu'on appelle équivalents des corps les chiffres exprimant les poids de ces corps qui produisent des réactions identiques, c'est-à-dire que 36 gr. 5 d'acide chlorhydrique neutraliseront 40 gr. de soude.

Les solutions *normales* étant trop concentrées pour l'analyse du suc gastrique, on emploie des solutions *décinormales*, c'est-à-dire, 10 fois plus faibles; elles ne renfermeront donc que 3 gr. 65 d'acide chlorhydrique, ou 5 gr. de soude par litre.

Le *réactif témoin* généralement employé est la *phénol-phtaléine*, ou phtaléine du phénol. C'est une poudre blanche d'apparence cristalline; peu soluble dans l'eau, elle est très soluble dans l'alcool, auquel elle donne une teinte jaunâtre. On en prépare une solution alcoolique, dont le titre importe peu.

La technique est des plus simples. Dans une *burette de Mohr*, ou burette graduée, on met une quantité connue de solution décinormale de soude.

Au-dessous, on place une capsule, dans laquelle on verse 10 centimètres cubes de suc gastrique à examiner, auquel on a ajouté quelques gouttes de la solution de phénolphtaléine; on laisse alors tomber goutte à goutte la soude dans le suc gastrique, en agitant constamment celui-ci à l'aide d'un agitateur. Dès que le liquide est neutralisé et commence à devenir alcalin, on voit apparaître une coloration rose très manifeste, qui devient rouge, si on laisse tomber une goutte de soude en plus. Cette réaction est très sensible; la coloration rose est nette avec une solution de potasse à 1. p. 20.000.

Le point important est de s'arrêter *dès qu'on verra apparaître la coloration rose;* on lit alors, sur la burette de Mohr, quelle quantité de solution décinormale de soude il a fallu employer pour neutraliser les 10 centimètres cubes de suc gastrique, et on en déduit le taux de l'acidité totale par litre, en exprimant cette acidité en acide chlorhydrique.

Supposons, par exemple, qu'on ait employé 3 centimètres cubes de soude. L'acidité des 10 centimètres cubes de suc gastrique était donc égale à celle qu'auraient 3 centimètres cubes d'une solution décinormale d'acide chlorhydrique; or : 1 litre de cette solution renfermant 3 gr. 65 d'Hcl, 1 centimètre cube en renfermera 1000 fois moins, soit 0 gr. 00365, et 3 centim. cubes en contiendront trois fois plus, soit 0 gr. 01095. Nos 10 cc. de suc gastrique ont donc une acidité équivalente à celle de 0 gr. 01095 d'Hcl; un litre aura une acidité équivalente à celle de 1 gr. 095 de cet acide.

Lorsqu'on a une petite quantité de suc gastrique, on opère sur 5 centim. cubes, au lieu de 10.

A l'état normal, l'acidité varie de 1,82 à 2,36; elle peut être très diminuée, ou, au contraire, monter dans les cas extrêmes aux chiffres de 6 et 8 pour 1000. En général, les fortes acidités, supérieures à 4 p. 1000, sont dues à l'acide chlorhydrique; les acides organiques, même en quantité exagérée, ne donnent, en général, qu'une acidité inférieure à 4 p. 1000.

RÉACTIONS COLORÉES. — *L'acide chlorhydrique libre* est décelé par la *réaction de Gunzbourg*; lorsqu'on chauffe un peu de suc gastrique avec de la *phoroglucine-vaniline*, la présence d'acide chlorhydrique libre se traduit par l'apparition d'une belle coloration rouge.

Voici comment on opère. La phoroglucine vaniline employée se compose d'une solution alcoolique de phoroglucine et de vaniline. On l'obtient en faisant dissoudre 2 grammes de phoroglucine et 1 gr. de vaniline dans 3 centimètres cubes d'alcool absolu. La solution prenant, à la longue, une coloration jaune, il vaut mieux la préparer au moment même de s'en servir. On en met quelques gouttes dans une capsule, dans laquelle on laisse tomber ensuite quelques gouttes de suc gastrique à examiner, que l'on a eu soin de filtrer auparavant. Puis on chauffe, au-dessus de la flamme d'un bec Bunsen ou d'une simple lampe à alcool. Il est très important de chauffer lentement, sans faire bouillir, ni calciner le liquide; ainsi vaut-il mieux se tenir à quelque distance de la flamme, et agiter constamment, de manière à bien imbiber les parois de la capsule. On chauffe jusqu'à siccité, en soufflant de temps en temps légèrement dans la capsule, ce qui favorise la réaction. Lorsqu'il existe de l'acide chlorhydrique libre, on voit peu à peu apparaître, à la phériphérie du liquide, un bel anneau rouge vif, dont la précocité, l'intensité et la largeur sont en rapport avec la quantité d'acide chlorhydrique libre. L'apparition de cet anneau indique la présence d'acide chlorhydrique libre; la réaction est nette avec une solution de cet acide au dix millième. Parfois, on voit apparaître un anneau jaunâtre ou brunâtre; sa présence n'a aucune valeur, il faut bien se garder de confondre ces colorations plus ou moins jaunes, avec la couleur franchement rouge, qui, seule, est importante.

Le *vert brillant* donne une réaction, qui sert à déceler non seulement l'*acide chlorhydrique libre*, mais encore, quoique moins sûrement, l'*acide chlorhydrique en combinaison organique*. La même réaction permet également de reconnaître la présence des *acides organiques*.

Le vert brillant se présente sous l'aspect d'une poudre verte à gros grains à reflets brillants. On en dissout 20 centigrammes dans un litre d'eau. Cette solution peut être préparée longtemps à l'avance; elle est inaltérable. Il est bon de préparer aussi un tube témoin, qui servira, une fois pour toutes, de terme de comparaison. Pour cela, on verse quelques centimètres cubes de la solution dans un tube à essai, et l'on ajoute le même volume d'eau. Le liquide offre une belle couleur verte tirant fortement sur le bleu. Lorsqu'on veut examiner un suc gastrique à l'aide du vert brillant, on verse dans un tube à essai quelques centimètres cubes de la solution de vert brillant, et on ajoute le même volume de suc gastrique *filtré*. En comparant avec le tube témoin, il devient très facile de saisir les moindres changements de coloration. L'acide chlorhydrique amène une coloration vert jaune, très nette avec une solution d'acide au millième; si la proportion est plus forte, le liquide prend une teinte feuille-morte, ou même franchement jaune, dans les cas extrêmes. Au contraire, les acides organiques n'amènent qu'un changement de coloration très faible, à peine marqué.

Telle est la *réaction immédiate* du vert brillant. En laissant le mélange de vert brillant et de suc gastrique reposer un certain temps, on obtient en outre une *décoloration* plus ou moins nette et plus ou moins rapide, suivant la proportion d'acide chlorhydrique et d'acides organiques. Avec une certaine quantité d'acide chlorhydrique, on obtient déjà, au bout d'une heure, une décoloration très marquée; les acides organiques ne produisent, même au bout de 24 heures, qu'une décoloration bien plus faible, presque nulle.

De tous les acides organiques, le plus important est l'*acide lactique*. On le décèle aisément au moyen de la réaction d'*Uffelmann*, basée sur la coloration rose, que prend une solution faible de perchlorure de fer, en présence de l'acide lactique. Pour obtenir cette réaction, on met, dans un tube à essai rempli d'eau distillée, une *seule* goutte de perchlorure de fer; le mélange ne présente qu'une très légère teinte jaunâtre; si, maintenant, on verse une petite quantité de ce liquide dans un second tube, et qu'on y ajoute des traces du suc gastrique à examiner, le liquide prend aussitôt, s'il y a de l'acide lactique, une belle coloration *jaune serin*. Les autres colorations, par exemple, l'apparition d'une teinte rose, n'ont aucune valeur.

On peut rendre cette réaction entièrement sensible, en utilisant la solubilité extrême des acides organiques dans l'éther. Dans un tube à essai, on verse quelques centimètres cubes de suc gastrique, et une quantité un peu plus considérable d'éther. Obturant alors l'ouverture du tube avec le pouce, on le retourne plusieurs fois de suite pour bien mêler les liquides, en évitant la formation de bulles d'air, puis on renverse le tube d'ouverture en bas, en l'obturant toujours avec le pouce, et on attend que les deux liquides soient bien séparés ; l'éther plus léger se rassemble au-dessus du suc gastrique. La limite des deux liquides est des plus nettes, si l'on n'a point amené la formation d'une émulsion en agitant trop vivement. On laisse alors s'écouler le suc gastrique. Il coule en totalité, sans qu'une seule bulle d'air pénètre dans le tube, cela grâce au dégagement de vapeurs d'éther par l'échauffement dû au contact de la main. On n'a plus, alors, qu'à faire la réaction d'Uffelmann avec une goutte de cet éther chargé d'acide lactique. La sensibilité est alors extrême ; elle est même trop considérable, car l'existence de traces d'acide lactique n'a pas de signification fâcheuse ; il faut en trouver une notable quantité, pour avoir le droit de penser au cancer. Aussi est-il, en général, inutile d'employer le procédé de l'éther.

Les *peptones* sont décelés par la réaction dite *du biuret*. Voici comment on l'obtient : dans un tube à essai, on verse un ou deux centimètres cubes de suc gastrique *filtré*, puis on y ajoute goutte à goutte de la liqueur de Fehling, jusqu'à l'apparition d'une coloration rouge. Ce changement de teinte ne se produit d'ordinaire pas dès la première goutte, car l'acidité du suc gastrique neutralise le liquide; or, la réaction ne s'obtient *qu'en milieu alcalin*. Il faut donc, avant tout, que le mélange devienne alcalin. Ce n'est qu'alors qu'apparaît progressivement le virage au rouge.

On peut, à l'aide de cette réaction, non seulement reconnaître la présence de peptones, mais même apprécier approximativement leur abondance; pour cela, une fois la coloration rouge obtenue, on continue à ajouter de la liqueur de Fehling, et on voit combien il faut en ajouter de gouttes avant que le liquide ne revienne au bleu, c'est-à-dire avant que la totalité des peptones ne soit entrée en réaction. L'expérience permet rapidement d'apprécier ainsi la teneur d'un suc gastrique en peptones.

Le dosage de l'acidité totale, joint à la recherche des réactions colorées, qui donnent des indications sur la teneur du suc gastrique en acide chlorhydrique, en acides organiques, et en peptones, est souvent suffisant; ordinairement on pousse plus loin l'analyse, et on fait le dosage des éléments chlorés, suivant la méthode indiquée par MM. Hayem et Winter.

DOSAGE DES ÉLÉMENTS CHLORÉS PAR LE PROCÉDÉ DE MM. HAYEM ET WINTER. — Le chlore total T représente la somme de trois sortes de composés chlorés: H (ac. chlorhydrique libre) + C (ac. chlorhydrique en combinaison organique) + F (chlorures fixes).

MM. Hayem et Winter se proposent de doser séparément chacun de ces éléments ; leur somme représentera le total T.

Pour opérer ce dosage, il faut, tout d'abord, isoler les éléments chlorés les uns des autres. Voici comment on opère :

Dans trois capsules en porcelaine, on met 5 centimètres cubes de suc gastrique.

Ceci fait, on verse dans la première un excès de carbonate de soude, qui fixe tous les éléments chlorés, tranformant les valeurs H et C en composés stables, analogues à F.

On pourra donc, sans changer la teneur en chlorures, évaporer au bain-marie, pendant plusieurs heures, jusqu'à siccité complète, puis calciner complètement, en chauffant la capsule au rouge sombre sur la flamme d'un bec Bunsen ; les opérations ayant fait disparaître l'eau et les matières organiques, on n'aura plus, dans la capsule, que des éléments chlorés à l'état de combinaison stable et d'autres sels dont la présence n'est nullement gênante. Le dosage du chlore permettra donc de connaître la quantité de *chlore total* (T) renfermé dans 5 centimètres cubes du suc gastrique à analyser.

La seconde capsule est directement portée au bain-marie, et soumise à une évaporation prolongée ; l'acide chlorhydrique libre (H) disparaît, il ne reste plus, comme éléments chlorés, que C et F.

En fixant C par le carbonate de soude, et en continuant comme précédemment, on connaîtra par le dosage du chlore de cette capsule la valeur de C + F. En retranchant le chiffre trouvé de la valeur T déjà connue, on obtient la valeur de H.

La troisième capsule, enfin, est d'abord évaporée à siccité, ce qui chasse H, puis calcinée, sans addition de carbonate de soude. C disparaît en même temps que les matières organiques, il ne reste plus que F, que l'on dose. Le chiffre obtenu est retranché de la valeur C + F, déjà connue; on connaît ainsi la valeur de C.

Le dosage se fait par une solution décinormale d'azotate d'argent, en présence du chromate d'argent réactif, témoin, qui donne une réaction rouge, dès que tout le chlore est précipité. On opère absolument comme pour le dosage de l'acidité totale. Disons seulement que la réaction ne se produit qu'en milieu neutre. Or, les deux premières capsules contiennent un excès de carbonate de soude, qu'il faut tout d'abord compenser. Pour cela, on verse dans ces capsules un excès d'acide nitrique, puis on neutralise par la craie, qui ramène à la neutralité exacte.

Telle est la méthode.

Les résultats sont certainement exacts, en ce qui concerne T et F.

Mais en est-il de même pour C et H? Il est probable que non.

H, en solution dans un composé albumineux, n'est pas complètement chassé par l'évaporation : il semble que la chauffe amène la formation d'un nouveau composé de H avec les matières albuminoïdes.

Cela n'a d'importance que pour les auteurs qui établissent une distinction, d'après les valeurs relatives de H et de C ; nous avons vu que, pour d'autres, ce qui importe, c'est seulement la somme des deux, la *chlorhydrie ;* pour ceux-là, l'erreur n'a aucune importance.

*d)* **Procédé volumétrique de MM. Mathieu et Rémond, permettant de mesurer la quantité du liquide contenue, à un moment donné, dans l'estomac. —** On ne peut jamais, par le sondage, évacuer complètement l'estomac. Il faut donc, pour évaluer son contenu à un moment donné, avoir recours à un subterfuge. Voici celui imaginé par MM. Mathieu et Rémond.

On extrait une quantité quelconque de suc gastrique, et on dose la quantité d'acide contenue dans 1 centimètre cube de ce suc gastrique.

Soit V la quantité extraite, exprimée en centimètres cubes, et $a$ le chiffre trouvé pour l'acidité de 1 centimètre cube.

Exprimons par $x$ la quantité (en centimètres cubes) de liquide resté dans l'estomac.

Il est évident que le volume total du liquide V est égal à $V + x$. Il nous faut donc trouver la valeur de $x$.

Pour cela, on introduit dans l'estomac une quantité connue d'eau, soit 200 centimètres cubes ; on mélange bien avec le liquide gastrique, en élevant et en abaissant plusieurs fois l'entonnoir du tube de Faucher, de manière à faire passer plusieurs fois le liquide de l'estomac dans le tube, et réciproquement, et l'on dose l'acidité de

1 centimètre cube du mélange. Cette acidité s'exprime par $a'$.

Ceci fait, on peut établir l'équation suivante :

$$a' x = a' x + a'200.$$

ou :

$$x (a - a') = a' 200$$

d'où :

$$x = \frac{a'200}{a - a'}$$

$$V = v \; \frac{+ \, a' \, 200}{a - a'}$$

Le procédé de MM. Mathieu et Rémond permet d'aller plus loin et d'apprécier, après un repas d'épreuve, quelle est, à un moment donné, la proportion d'ingesta et de liquide gastrique.

Pour cela on mêle au repas d'épreuve une substance qui ne modifie pas les résultats, ne soit pas absorbée par l'estomac, et puisse être aisément retrouvée.

L'huile remplit tous ces desiderata.

En mêlant au repas d'épreuve une certaine quantité d'huile et en émulsionnant bien, il est aisé de savoir combien d'huile renferme chaque centimètre de repas d'épreuve. On apprécie la quantité de liquide contenu dans l'estomac une heure après le repas d'épreuve, et on recherche combien d'huile renferme chaque centimètre cube du liquide extrait à ce moment.

En multipliant ce nouveau chiffre par le nombre de centimètres cubes, on obtient la quantité d'huile contenue alors dans l'estomac.

En divisant ce total par la quantité d'huile que

renfermait 1 centimètre cube du repas d'épreuve ingéré, on déduit aisément le nombre de centimètres cubes d'ingesta qui sont encore dans l'estomac.

Le reste est du liquide gastrique, et permet d'apprécier la quantité de liquide sécrété à ce moment, pourvu qu'on ait pris soin de faire un lavage soigné de l'estomac, avant de donner le repas d'épreuve.

# DEUXIÈME PARTIE

## MALADIES
## PAR INFLAMMATION
## OU INTOXICATION

Les troubles gastriques résultant d'une inflammation ou d'une intoxication sont compris, par les différents auteurs, tantôt sous la dénomination de *dyspesies*, tantôt sous celle de *gastrites*. Le terme de *dyspepsie* est insuffisant, puisqu'il comprend, d'une manière générale, toutes les altérations que peut subir le processus de la digestion : l'expression de *gastrite* est trop anatomique ; or, nous verrons qu'en réalité lésions et symptômes ne se correspondent pas toujours, et sont loin d'être forcément subordonnés l'un à l'autre ; de plus, il est bien difficile d'englober sous la dénomination de *gastrites* les lésions légères et transitoires de l'indigestion et de l'embarras gastrique ; cependant, dans ces deux cas, la cause première est bien une irritation de l'estomac ou bien une intoxication.

Telles sont les raisons qui nous ont conduits à la classification par nous adoptée ; cette partie de notre étude sera divisée en deux chapitres de fort inégale importance ; dans le premier, nous exposerons aussi brièvement que possible, les maladies dues à une inflammation ou une intoxication aiguë ;

elles sont plus rares, et surtout bien moins importantes que les maladies dues à une inflammation ou une intoxication chronique, ces dernières feront l'objet du second chapitre : nous les étudierons bien plus à fond que les précédentes.

# CHAPITRE PREMIER

## MALADIES PAR INFLAMMATION OU INTOXICATION AIGUE

### § 1er. — PRINCIPAUX TYPES CLINIQUES

On pourrait les multiplier sans profit. Nous décrirons les trois degrés principaux de l'inflammation aiguë; le plus léger est représenté par l'indigestion, simple trouble fonctionnel de courte durée; plus grave est l'embarras gastrique simple ou fébrile; enfin, au degré le plus élevé, nous trouvons les troubles produits par les poisons, surtout caustiques ou par une infection suffisante pour amener une suppuration diffuse de l'estomac; ici, les lésions sont suffisantes pour mériter le nom de *gastrites aiguës* : on ne les voit que trop souvent laisser une trace indélébile.

**1° Indigestion.** — Peu de temps après le repas, ou bien, au contraire, surtout après le repas du soir, au bout de 6 ou 7 heures seulement, c'est-à-dire vers une ou deux heures du matin, le malade éprouve une sensation de pesanteur à l'épigastre; il étouffe, éprouve un malaise général parfois considérable, des vertiges, il se sent faible; la tête devient lourde ; l'état pâteux de la bouche et l'aspect blanchâtre de la langue complètent le tableau, puis, au bout d'un temps variable, le malade est pris de nausées, et, au prix de pénibles efforts, rend les aliments ingérés au repas précédent; les matières vomies exhalent une odeur de fermentation très prononcée, comparable à celle du beurre rance, des œufs pourris, etc. ; on y reconnaît ordinairement fort bien les aliments qui composaient le dernier repas; le peu d'altération des substances ingérées indique une diminution notable de l'activité du suc gastrique : il semble que la sécrétion soit momentanément presque arrêtée.

Après ce vomissement, qui peut se faire en plusieurs fois, le malade se trouve, en général, soulagé ; les symptômes morbides disparaissent rapidement, et tout se termine en quelques heures; l'indigestion peut durer de cinq à six heures à un jour et demi.

D'ordinaire, la fin de l'indigestion est marquée, outre les vomissements, par l'apparition d'une diarrhée plus ou moins abondante, ordinairement fétide ; elle semble due au passage, dans l'intestin, d'une partie des substances toxiques contenues dans l'estomac.

**2° Embarras gastrique.** — On est unanime à admettre que cette dénomination comprend en réalité toute une série d'états fort différents probablement, mais qu'on est bien obligé de confondre en une seule description, faute d'un moyen permettant de les distinguer les uns des autres. Nous décrirons successivement l'embarras gastrique simple, et l'embarras gastrique fébrile.

*a*) **Embarras gastrique simple.** — Il débute par de l'anorexie, puis survient une sensation de malaise général, parfois accompagnée d'un léger frisson ; le malade devient pâle, les yeux abattus, les traits tirés ; la bouche est amère, la langue blanche, pâteuse. Le malade accuse un accablement général, de la céphalée, des vertiges, des bourdonnements dans les oreilles ; il ne peut dormir, ou bien son sommeil est troublé par des rêves pénibles, l'urine est rare, foncée, riche en urée et en urates. Il est rare que le patient éprouve de véritables douleurs locales ; parfois, l'épigastre est un peu sensible à la pression ; cet état persiste pendant un ou plusieurs jours, rapidement apparaissent les nausées, des éructations aigres ou fétides ; le malade sent que, s'il vomissait, il serait soulagé, aussi essaie-t-il parfois de hâter le vomissement, en s'introduisant les doigts dans le gosier.

Puis se produisent ordinairement plusieurs vomissements, offrant tous les caractères que nous avons signalés en décrivant l'indigestion. Ils peuvent continuer après l'évacuation de l'estomac, et ne sont plus, alors, composés que de mucus et de bile. La bile est parfois très abondante, lorsque l'embarras gastrique s'accompagne d'une congestion intense du foie. Ces vomissements, comme ceux de l'indigestion, s'accompagnent de diarrhée et indiquent la fin de l'embarras gastrique. La peau, de sèche qu'elle était, redevient moite et chaude ; une transpiration abondante s'établit même quelquefois ; on peut même, comme M. Chantemesse en a relaté des exemples, observer une petite crise de polyurie durant quelques jours.

La durée totale de la maladie est de trois à cinq jours.

Quelquefois, les nausées n'aboutissent pas aux vomissements ; il n'y a pas non plus de diarrhée dans ces cas, mais une constipation opiniâtre ; le cycle morbide se prolonge alors un peu plus, tant que l'évacuation ne s'est pas effectuée.

*b)* **Embarras gastrique fébrile.** — Il ne diffère du précédent que par l'existence de la fièvre. Annoncée par un ou plusieurs frissonnements ; l'ascension thermique s'effectue en un temps qui varie de un à trois jours. Le thermomètre marque 39° ou même au delà, avec des rémissions matinales de 1° environ. Cette ascension thermique s'accompagne de phénomènes généraux plus marqués que dans l'embarras gastrique simple ; on observe de l'agitation ou même du sub-délire, chez les sujets jeunes et nerveux ; l'apparition d'herpès labial a été signalée. Au bout de quelques jours, la défervescence se fait graduellement, par une série d'oscillations descendantes. Elle s'accompagne de phénomènes critiques : sueurs, crise urinaire, épistaxis.

La durée de l'embarras gastrique fébrile est un peu plus longue que celle de la forme apyrétique, la convalescence est plus longue, quelquefois. elle dure plus que la maladie elle-même.

Dans quelques cas, l'embarras gastrique devient gastro-intestinal. Les troubles digestifs sont alors plus prononcés, la durée plus longue, il n'est pas rare d'observer un peu d'ictère, que l'on attribue généralement à un catarrhe ascendant des voies biliaires.

**3º Gastrite aiguë par ingestion de poisons mordants.** — Absorbés par l'estomac, beaucoup de poisons y déterminent une irritation violente, qui se produit par des lésions de gastrite aiguë, ordinairement très intense. Souvent, les phénomènes gastriques dominent le tableau de l'intoxication générale, et peuvent même suffire à entraîner la mort par eux-mêmes.

L'intensité de la gastrite varie suivant la nature du poison ; les plus dangereux sont les acides minéraux concentrés (sulfurique, nitrique, chlorhydrique), les alcalis caustiques (ammoniaque, potasse), le chlorure de calcium, le phosphore, l'arsenic, le sublimé, le sulfate de cuivre, l'alcool concentré, enfin, les champignons vénéneux. L'état de plénitude ou de vacuité de l'estomac au moment de l'empoisonnement, enfin, l'abondance plus ou moins considérable des vomissements, leur précocité, sont autant de facteurs importants.

Toutes ces variétés de gastrites par poisons mordants se traduisent par un ensemble de symptômes, dont quelques-uns peuvent varier suivant la nature du poison.

*a)* **Symptômes communs.** — Aussitôt après l'ingestion du caustique, le malade éprouve une sensation de brûlure atroce à la gorge, le long de l'œsophage, et à l'épigastre. Ses traits tirés, angoissés, expriment la souffrance ; elle est souvent telle qu'on voit fréquemment survenir des sueurs froides, une tendance au refroidissement des extrémités ; la respiration devient pénible et faible, le pouls petit, irrégulier ; la cyanose peut même apparaître ; bref, le malade tend à tomber dans le collapsus; et peut succomber rapidement. Dans les cas moins intenses, ce qui domine, c'est la souffrance atroce; le malade accuse une brûlure comparable à celle d'un fer rouge, qui occupe l'épigastre et la région rétro-sternale, il éprouve une soif intense qu'il ne peut satisfaire, l'ingestion des boissons les plus douces exaspérant ses souffrances; souvent une stomatite des plus intenses vient ajouter ses symptômes à ceux qui résultent de la brûlure de l'œsophage et de l'estomac.

L'examen de l'estomac est ordinairement impossible, le ventre est tendu, contracturé, le plus léger attouchement au niveau de l'épigastre est insupportable au patient.

Plus ou moins vite se produisent des vomissements répétés, et qui ne sont pas suivis de soulagement. Ils sont composés de débris alimentaires, de sang plus ou moins facilement reconnaissable, enfin, de mucosités blanchâtres. A la suite de ces vomissements, on voit parfois se produire une perforation, qui s'annonce par l'exagération des phénomènes de collapsus, et l'arrêt des vomissements. La mort survient alors rapidement.

Dans les cas les plus graves, la durée est très courte, le malade succombe en quelques heures, ou bien au bout de deux ou trois jours au plus.

Dans les empoisonnements moins intenses, les symptômes gastro-intestinaux s'atténuent au bout de quelques jours, mais le malade peut encore succomber aux effets de l'intoxication générale (en cas d'intoxication phosphorée, ictère grave; d'autres fois, affaiblissement cardiaque).

Enfin, le malade peut guérir, après une convalescence ordinairement pénible, quelquefois accompagnée d'une petite poussée fébrile. Mais souvent cette guérison n'est pas complète, et l'on voit apparaître plus ou moins rapidement les symptômes d'une gastrite chronique, ou d'une sténose cicatricielle du cardia ou du pylore.

*b*) **Symptômes spéciaux à certains empoisonnements.** — L'intoxication par l'*acide arsénieux* ressemble à une attaque de choléra, par l'apparition d'une diarrhée abondante et fétide, de crampes dans les jambes, enfin, par l'existence de vomissements composés de matières blanchâtres rarement sanguinolentes.

L'absorption de *phosphore* se reconnaît à l'odeur alliacée de l'haleine et des éructations qui sont parfois phosphorescentes; les douleurs et les vomissements n'apparaissent qu'après plusieurs heures; le patient succombe souvent à l'ictère grave.

Dans l'empoisonnement aigu par l'*alcool*, les symptômes gastro-intestinaux se réduisent à quelques vomissements; ce qui domine, ce sont les phénomènes nerveux (coma, délirium tremens).

Le *sulfate de cuivre* se reconnaît à une saveur styptique, nauséeuse, très pénible, accusée par les malades, elle s'accompagne d'une expuition particulièrement abondante, puis surviennent des vomissements et des selles verdâtres, parfois sanguinolentes.

L'empoisonnement par le *sublimé* cause une saveur métallique insupportable; les phénomènes de stomatite et de pharyngo-œsophagite sont particulièrement intenses.

*L'acide sulfurique* cause des douleurs atroces, des vomissements sanglants, et qui contiennent parfois de grands lambeaux de muqueuse gastrique sphacélée. Il n'existe pas de diarrhée, au point de vue du pronostic, il faut surtout craindre la perforation, et la sténose cicatricielle des orifices.

Les symptômes de l'empoisonnement par l'*acide azotique* ou *chlorhydrique* sont analogues, mais généralement moins intenses.

*L'acide phénique* fait peu vomir. Les matières rendues, souvent sanguinolentes, exhalent une odeur caractéristique de phénol. Les phénomènes de collapsus dominent le tableau symptomatique.

Les *alcalis caustiques* donnent lieu à des symptômes analogues à ceux que déterminent les acides minéraux.

Enfin, dans l'empoisonnement par les *champignons* vénéneux, les phénomènes de collapsus et les accidents gastro-intestinaux ne surviennent qu'au bout de six à douze heures. C'est alors seulement qu'apparaissent la soif, des vomissements répétés, tenaces, des coliques, enfin, une diarrhée abondante, tenace, avec des matières fétides, noirâtres, souvent sanguinolentes.

**4° Gastrite phlegmoneuse.** — C'est une affection rare, puisqu'il n'en existe qu'une cinquantaine de cas dans la science; aussi ne nous arrêtera-t-elle pas longtemps.

Brusquement, après le repas, un homme, sain jusque-là, ou bien souffrant d'une gastropathie ancienne, est pris de frissons de fièvre, de douleur épigastrique et de vomissements. La température peut atteindre les chiffres de 39 ou 40° le soir, avec une rémission matinale de 1° environ ; le pouls est à 130 ou 140 pulsations : il est petit, faible irrégulier. L'état général est celui d'une infection profonde; localement, on trouve une douleur assez intense à l'épigastre et dans l'hypochondre gauche : la partie sus-ombilicale de l'abdomen est fort sensible à la pression, ce qui rend, d'ordinaire, le palper impossible; les vomissements se représentent plusieurs fois par jour; d'abord alimentaires, ils deviennent muqueux, plus ou moins teintés de bile et de sang. Parfois, on y reconnaît la présence du pus.

Ces symptômes subissent parfois une courte accalmie, puis, rapidement, apparaissent les signes d'une péritonite ; la douleur se diffuse, les vomissements s'arrêtent, l'abdomen se météorise; l'état général s'aggrave, et le malade meurt dans le collapsus, parfois après avoir présenté un degré variable de délire.

La mort survient, en général, du huitième au douzième jour. Il n'est pas prouvé que la maladie puisse aboutir à la guérison.

## § 2. — DIAGNOSTIC

L'indigestion et l'embarras gastrique apyrétique sont en général d'un diagnostic facile. Il suffit de savoir que tous deux peuvent, chez les personnes très nerveuses et surtout lorsqu'ils résultent de l'indigestion de mets avariés, s'accompagner de phénomènes généraux, parfois alarmants, qu'on peut, avec M. Bouchard, attribuer à l'intoxication.

Ces phénomènes n'ont, en général, aucune gravité, et cessent avec la maladie elle-même.

L'embarras gastrique fébrile est parfois moins facile à distinguer, au début, des maladies infectieuses; il présente en particulier, avec certaines formes atténuées de la fièvre typhoïde, de telles analogies que, comme nous le verrons plus loin, on a soutenu l'identité de nature des deux maladies. Le diagnostic peut se faire grâce au séro-diagnostic et grâce à la notion d'épidémie coexistante.

Nous n'insterons pas sur la gastrite phlegmoneuse, tellement difficile à reconnaître que, dans toutes les observations publiées, elle a donné lieu à des erreurs de diagnostic; on la confond avec une foule d'affections, notamment la colique hépatique, l'obstruction intestinale.

Au contraire, il est des plus importants de savoir reconnaître un empoisonnement par ingestion de substances caustiques, même en l'absence de commémoratif. L'examen de la bouche et du pharynx fournit généralement de précieux indices en montant des traces non douteuses du passage d'une substance irritante, une rougeur et une tuméfaction diffuse plus ou moins marquées, ou même des taches d'aspect variable suivant la nature du poison. Celles de l'acide arsénieux sont grisâtres et sanguinolentes; celles de l'acide sulfurique, d'abord grises, deviennent ensuite brunes; celles de l'acide azotique ont une coloration jaune; le sublimé produit un gonflement énorme de la langue et des joues, une salivation abondante, enfin, des ulcérations des gencives et des joues.

Il faut enfin soigneusement examiner les vomissements ; nous avons énuméré les caractères propres à chaque substance toxique ; ajoutons que, dans les empoisonnements par des acides minéraux, on trouve ordinairement une notable quantité de poison dans les matières vomies, qui sont effervescentes lorsqu'elles entrent en contact avec des substances susceptibles d'être attaquées par l'acide, avec les carreaux qui revêtent le sol par exemple.

Enfin, il est rare que le patient n'ait pas répandu une partie du caustique sur ses vêtements. On remarquera aisément sur eux les taches rouges dues au contact d'un acide minéral.

## § 3. — LÉSIONS

L'*indigestion* se réduit vraisemblablement à un simple trouble fonctionnel.

On possède quelques autopsies faites au cours d'*embarras gastriques fébriles*, survenant dans des maladies infectieuses ; il n'y a pas de lésions, à proprement parler ; on trouve simplement une congestion et une diapédèse plus ou moins intenses, avec tendance aux hémorrhagies, l'épithélium de revêtement desquamme plus activement que d'habitude ; les cellules glandulaires ont un aspect trouble et granuleux.

Ces altérations présentent leur maximum tantôt vers la superficie (embarras gastrique d'origine alimentaire), tantôt vers la profondeur (embarras gastrique par infection générale), suivant que les substances nocives arrivent par la cavité stomacale, ou par le torrent circulatoire.

Dans la *gastrite phlegmoneuse,* on constate la présence, dans la sous-muqueuse, d'une infiltration purulente, tantôt circonscrite; au voisinage du pylore, existe alors une tumeur grosse comme une noix, un œuf de poule; à la coupe, s'écoule du pus; tantôt, au contraire, l'infiltration est diffuse, et s'étend à toute l'étendue de l'organe, dont les parois présentent, alors, une épaisseur insolite, pouvant atteindre et dépasser un centimètre; à la coupe, on voit que cet épaississement atteint surtout le tissu cellulaire sous-muqueux, dont les mailles sont distendues par un exsudat gélatiniforme, avec une quantité variable de pus véritable. Ce pus tend à s'infiltrer vers les tissus voisins; la muqueuse, décolorée, grisâtre, présente assez souvent une série de petits pertuis, faisant communiquer le foyer infectieux avec la cavité stomacale; il est, de même, tout à fait exceptionnel de voir la séreuse respectée : on observe généralement son épaississement, un aspect dépoli, avec injection vasculaire par le sang; souvent existent des fausses membranes, qui tendent à défendre la grande cavité séreuse contre l'invasion du pus. Celle-ci ne manque guère, pour peu que l'affection soit un peu ancienne; le foyer purulent s'ouvre rapidement dans le péritoine.

Enfin, la suppuration peut, par propagation, gagner les plèvres, le péricarde; on a même observé des cas d'infection purulente généralisée avec métastases, dans les méninges, par exemple.

Quant aux poisons mordants, ils provoquent des lésions profondes, relevant, en général, d'un double mécanisme; on observe une mortification par action directe à l'endroit qui a subi le contact du caustique ; autour, se produit une réaction inflammatoire variable.

Dans les gastrites par acides ou alcalis concentrés, les deux ordres de lésions offrent en général une grande netteté; la muqueuse est tuméfiée, fortement congestionnée, et peut même présenter des plaques hémorrhagiques ; les escarres ont un aspect variable suivant la nature de la substance caustique : celles de l'acide sulfurique sont brunes, et très profondes, aboutissant, fréquemment à la perforation ; l'acide azotique donne des lésions moins profondes : la muqueuse présente des taches noires, et des plaques ecchymotiques, entourées d'un auréole jaunâtre.

Les escarres produites par les alcalis sont plus molles, plus diffuses, mal limitées.

L'arsenic, d'après Tardieu, produit, au niveau de la grande courbure, deux ou trois grandes ulcérations arrondies ou ovalaires, de couleur violacée ou noirâtre, mais présentant une disposition assez analogue à celle de l'ulcère rond.

Le chlorure de calcium se reconnaît à l'abondance des hémorrhagies interstitielles de la muqueuse gastro-intestinale.

Enfin, le phosphore et l'alcool amènent surtout la dégénérescence graisseuse des cellules glandulaires, avec une réaction inflammatoire médiocre.

## § 4. — PATHOGÉNIE

Nous n'insisterons pas sur celle des *gastrites par ingestion de substances corrosives*, elle est évidente. La *gastrite phlegmoneuse* est certainement le résultat d'une infection microbienne : les microbes arrivent à la sous-muqueuse, où se développe le foyer purulent, par deux voies différentes : dans les suppurations gastriques qui surviennent au cours des maladies infectieuses, les microbes arrivent à l'estomac par voie sanguine ; en effet, c'est dans la profondeur, près des vaisseaux, que les lésions atteignent leur maximum. Au contraire, dans les cas de gastrite phlegmoneuse primitive, les lésions sont, nous l'avons dit, superficielles ; les germes pathogènes viennent, en effet, de la cavité gastrique, en traversant la muqueuse affaiblie par une inflammation chronique quelconque, surtout la gastrite alcoolique.

Entre l'indigestion et l'embarras gastrique simple, il semble n'y avoir qu'une question de degré. Les phénomènes morbides sont généralement attribués, dans les deux affections, à une auto-intoxication d'origine gastrique.

L'existence de cette auto-intoxication semble prouvée par les constatations de Senator, qui a remarqué la présence d'acide sulfhydrique dans l'urine, et de M. Bouchard, qui a observé une quantité considérable de microbes et de substances alcaloïdes dans les matières fécales.

L'origine de cette intoxication paraît être dans le développement de fermentations gastriques en quantité exagérée ; ces fermentations étant favorisées par l'arrêt momentané de la sécrétion chlorhydrique. W. de Beaumont, sur son Canadien porteur d'une fistule gastrique, a constaté la réaction neutre, ou même faiblement alcaline, du suc gastrique, pendant les indigestions ; M. Ewald a deux fois constaté l'absence complète d'acide chlorhydrique libre, dans les vomissements. Enfin, on attribue ordinairement une origine microbienne aux fermentations, on a constaté, dans le contenu de l'estomac, la présence d'une foule de microbes divers, principalement ceux qui vivent à l'état normal, dans les voies digestives.

Certaines causes prédisposent à l'embarras gastrique et à l'indigestion. Signalons tout d'abord le surmenage, toutes les fatigues physiques ou intellectuelles, l'affaiblissement momentané de l'individu, anémié ou convalescent. D'autres circonstances semblent agir plus directement. Il est évident, par exemple, que les effets de l'intoxication seront d'autant plus fâcheux que le mauvais état du foie ou des reins entravera leur destruction ou leur élimination.

Les fermentations se développent d'autant plus aisément que l'estomac fonctionne plus mal ; aussi les indigestions sont-elles particulièrement fréquentes dans les gastrites chroniques, principalement dans la dilatation ou le cancer, maladies où les fermentations atteignent leur maximum de fréquence et d'intensité. L'affaiblissement momentané des fonctions digestives agit dans le même sens, par exemple, au cours des maladies infectieuses aiguës (grippe, fièvres éruptives, fièvre typhoïde), l'embarras gastrique fait partie du tableau symptomatique de ces maladies. Il en est de même à la suite des excès momentanés de tabac ou d'alcool.

Enfin certains aliments sont particulièrement

aptes aux fermentations; par exemple les viandes gâtées, les végétaux frais, ce qui pourrait, dans une certaine mesure, rendre compte de la fréquence plus grande des indigestions au printemps ou à l'automne, époques où les légumes verts sont en plus grande abondance.

La nature de l'*embarras gastrique fébrile* est encore mal élucidée. Tandis que certains auteurs en font une « fièvre gastrique » et attribuent l'ascension thermique à une infection et une intoxication plus considérables que dans la forme apyrétique, d'autres soutiennent l'identité de nature de l'embarras gastrique fébrile et de la fièvre typhoïde. M. Kelsch a, le premier, soutenu cette théorie, M. Chantemesse en est partisan, bien que, dans plusieurs cas, il n'ait pas trouvé de bacille d'Eberth dans le sang de la rate, extrait pendant la vie par ponction capillaire. Il explique cette absence en admettant que l'embarras gastrique fébrile représente peut-être un degré très léger de l'infection typhique, qui resterait localisée à l'estomac et à l'intestin. Cette hypothèse permet de comprendre que la séro-réaction indiquée par M. Widal puisse manquer, sans qu'on en puisse tirer aucun argument en faveur de la dualité de l'embarras gastrique fébrile et de la dothiénentérie. Aussi la question est-elle encore actuellement pendante.

## § 5. — TRAITEMENT

Dans l'*embarras gastrique* et l'*indigestion* simple, il faut, avant tout, aider l'élimination des substances toxiques, à l'aide de vomitifs et de purgatifs.

Les vomitifs les plus employés sont le tartre stibié et l'ipéca; on prescrit 5 centigrammes de tartre stibié ou 2 grammes d'ipéca, dans un verre d'eau tiède, à prendre en deux fois, à cinq minutes d'intervalle.

Si on veut avoir une action plus énergique, on peut associer les deux médicaments et prescrire:

>     Ipéca........ 2 gr.
>     Emétique... 5 centigrammes.

à prendre dans un verre d'eau tiède, en deux fois, à 5 minutes d'intervalle. Il est bon de conseiller au patient d'ingérer plusieurs verres d'eau tiède, au moment où les vomissements vont se produire; ils deviennent alors plus faciles et nécessitent moins d'efforts.

Un certain nombre de praticiens préfèrent aux vomitifs les lavages d'estomac, que l'on débarrasserait ainsi plus complètement.

Il est classique d'ordonner un purgatif salin, en même temps que le vomitif, ou le lendemain. Ewald préfère, aux purgatifs salins, le calomel, qu'il fait prendre à la dose de quatre-vingts centigrammes chez un adulte, en deux fois, à une heure d'intervalle: ce médicament aurait l'avantage d'être, à la fois, purgatif, antiseptique, et cholagogue.

Enfin, M. Bouchard a conseillé d'exciter la sécrétion ralentie par l'emploi de l'acide chlorhydrique.

Pendant la convalescence, il faut conseiller une

alimentation légère, pas trop riche en graisses et en amylacées.

Contre la *gastrite phlegmoneuse*, la médecine est à peu près désarmée. On se borne, en général à une médication palliative; les injections sous-cutanées de morphine, et les lavements laudanisés calment la douleur et les vomissements: on peut tenter de modérer la fièvre par l'emploi de sulfate ou de bromhydrate de quinine, administré en lavements (à dose de 1 gr. à 1 gr. 50 pour 150 centimètres cubes d'eau). Enfin, il faut mettre l'estomac au repos absolu. On supprimera toute alimentation buccale, et on soutiendra le malade par l'administration de lavements alimentaires. Les applications de glace sur l'épigastre, ou même l'ingestion de petits morceaux de glace, sont indiquées pour tâcher de modérer l'inflammation.

Avant l'apparition des symptômes de péritonite généralisée, une intervention chirurgicale est indiquée si, toutefois, le diagnostic peut être porté; l'ouverture des foyers de suppuration et l'évacuation du pus pourront peut-être atténuer l'extrême gravité de la maladie.

En cas d'empoisonnement par ingestion de substances toxiques, il faut d'abord provoquer des vomissements aussi abondants que possible, soit par des moyens mécaniques, soit en recourant aux vomitifs. Il faut ensuite neutraliser la substance toxique, en introduisant un antidote dans l'estomac. Contre les alcalis, on donnera le vinaigre, le jus de citron; contre les acides caustiques, le meilleur antidote est la magnésie calcinée à dose de 100 gr. dans un demi-litre d'eau. Le bicarbonate

de soude n'est pas à conseiller : la mise en liberté
d'acide carbonique produit une distension gazeuse
considérable, susceptible d'aider à la production
d'une perforation.

Les meilleurs antidotes de l'arsenic sont la magnésie, et le sesquioxyde de fer, qu'on prescrit à
dose de 4 à 8 grammes, dans une tasse de bouillon
à prendre en plusieurs fois, en faisant vomir après
chaque ingestion du contre-poison.

En cas d'empoisonnement par le phosphore, il
faut bien se garder de prescrire les purgatifs hui-
leux ; ils favorisent l'absorption du phosphore. On
a préconisé la magnésie, l'eau de chaux, l'eau albumineuse, l'essence de térébenthine.

Contre le sulfate de cuivre ou le sublimé, il faut
prescrire du lait et de l'eau albumineuse en grande
quantité.

Ces antidotes seront simplement ingérés par le
patient ; on ne fera le cathétérisme de l'estomac
qu'en cas de refus du malade de prendre un con-
trepoison; en effet, il ne faut pas oublier que souvent l'œsophage est plus lésé que l'estomac, et
qu'on court le risque d'une perforation. Si on se
décide à faire le sondage, de grands lavages d'estomac seront fort utiles.

Il faut ensuite calmer les douleurs par l'emploi
du laudanum ou de la morphine, soutenir les
forces du patient si besoin est, à l'aide d'injections
sous-cutanées d'éther, de caféine ou d'huile cam-
phrée, enfin, mettre l'estomac au repos, et tâcher,
comme dans la gastrite phlegmoneuse, de modérer la réaction inflammatoire.

# CHAPITRE II

## MALADIES PAR INFLAMMATION OU INTOXICATION CHRONIQUES

### § 1ᵉʳ. — PRINCIPAUX TYPES CLINIQUES

On peut diviser en deux groupes les symptômes que présentent les malades :

1º Les uns semblent dépendre de l'hyperacidité du suc gastrique; d'ordinaire, le tableau symptomatique est suffisamment net pour que le simple examen clinique du malade permette de poser le diagnostic d'*hyperchlorhydrie.* L'analyse du suc gastrique ne fait que confirmer le diagnostic, et permet, mieux que l'examen clinique, de reconnaître l'existence ou l'absence d'hypersécrétion et de stase.

2º Les autres sont la traduction de quelque altération de la motricité, ou bien indiquent simplement une réaction nerveuse, sans que l'on puisse en tirer aucun renseignement sur l'état de la sécrétion, et la nature des lésions anatomiques. Les malades qui présentent de tels symptômes sont diversement étiquetés suivant les auteurs: M. Hayem qualifie leur état de *dyspepsie nerveuse organopathique.* M. Mathieu le désigne sous le nom de *dyspepsie sensitivo-motrice,* voulant dire par là que les symptômes constatés sont, ou bien des douleurs, ou bien des troubles relevant de viciations de la motricité.

Nous décrirons donc successivement comme types cliniques les *hyperchlorhydries* et les *dyspepsies nerveuses organopathiques* ou *dyspepsies sensitivo-motrices*.

**1º Hyperchlorhydries.** — C'est peu que de diagnostiquer l'*hyperchlorhydrie*; il faut pousser plus loin l'analyse, et tâcher de savoir à quel degré d'hyperchlorhydrie on a affaire. Nous allons voir, en effet, que l'on peut décrire un certain nombre de formes, ou mieux de degrés différents d'hyperchlorhydrie. Tout d'abord il faut faire une distinction capitale : les malades se partagent en deux catégories, suivant qu'ils présentent simplement de l'hyperacidité du suc gastrique, ou qu'ils ont, en outre, un certain degré d'hypersécrétion ou de stase; les premiers sont les *hyperchlorhydriques simples*, les seconds ont le *syndrome de Reichmann*. Nous verrons que chacune de ces deux catégories comprend elle-même plusieurs variétés cliniques.

*a*) **Hyperchlorhydrie simple.** — Définition. — C'est l'exagération de l'acidité du suc gastrique due à l'augmentation de la chlorhydrie, *pendant la phase gastrique de la digestion*.

Symptômes fonctionnels. — Ils apparaissent brusquement, à l'occasion d'une indigestion, ou bien s'établissent peu à peu, succédant à une phase de troubles dyspeptiques vagues, sans aucun caractère.

Une fois constitué, le tableau clinique de l'hyperchlorhydrie se compose essentiellement de *crises gastralgiques survenant toutes les fois qu'une certaine quantité de suc gastrique hyperacide se trouve mis en liberté dans l'estomac, et irrite douloureusement la muqueuse.*

Aussi ces accès se produisent-ils principalement *à la fin de la digestion*, alors que, la peptonisation étant très avancée, et même le contenu de l'estomac en partie évacué, une certaine quantité de suc gastrique hyperacide se trouve rapidement mise en liberté.

La *douleur* est ordinairement très intense; assez souvent les malades se contorsionnent, se tordent, se roulent, pour l'apaiser ; ils la comparent d'ordinaire à une sensation de brûlure de plaie à vif, d'arrachement, de tortillement, de crampe; plus rarement, c'est une simple sensation de pesanteur. Cette douleur présente ordinairement son maximum au creux épigastrique ; elle irradie plus ou moins nettement vers les hypochondres, la base du thorax ou l'abdomen ; assez souvent les malades la sentent se promener vers les flancs, puis dans le dos, sans que, cependant, ce soit une vraie douleur en ceinture, comme celle des tabétiques.

Pendant l'accès gastralgique, les patients présentent fréquemment du *pyrosis* (voir p. 23), une partie du liquide hyperacide pouvant refluer dans l'œsophage, sous l'influence des contractions désordonnées de l'estomac.

L'accès gastralgique présente une *durée* variable; tantôt il cesse au bout d'un quart d'heure à vingt minutes, d'autres fois, il dure deux ou trois heures ; certains malades continuent à souffrir jusqu'au repas suivant.

Puis il cesse souvent spontanément; la douleur, après avoir augmenté rapidement d'intensité et atteint son maximum, décroît progressivement et finit par devenir à peu près nulle.

Mais d'ordinaire, surtout si les douleurs sont un peu anciennes, l'accès se termine par des vomissements; sans nausées ni efforts bien considérables, quelquefois même par simple régurgitation, le malade rend une petite quantité d'un liquide clair, filant, très acide, brûlant la gorge au passage, et agaçant les dents. A la suite de ce vomissement, la douleur s'apaise ; le malade s'en aperçoit bien vite, si bien que, lorsque le vomissement tend à se produire, il n'est pas rare de voir le patient le provoquer, en s'introduisant les doigts dans le gosier.

Nous verrons qu'il y a d'autres moyens d'amener la sédation de la douleur; il suffit pour cela de neutraliser le suc gastrique, soit par des alcalins en quantité suffisante, soit par l'ingestion de substances albuminoïdes; nombre de malades disent que leurs souffrances s'atténuent momentanément lorsqu'ils peuvent prendre quelques bouchées d'aliments. La dilution du suc gastrique par l'ingestion de boissons abondantes produit un effet analogue.

Telles sont les crises gastralgiques de l'hyperchlorhydrie; leur fréquence varie suivant le degré plus ou moins avancé de l'affection, ce qui permet d'en décrire plusieurs *variétés*.

Le degré le plus léger est représenté par l'*hyperchlorhydrie à paroxysmes éloignés*, dans laquelle les accès gastralgiques sont séparés par des phases d'accalmie complète, pouvant durer plusieurs mois. Puis, les douleurs éclatent, et persistent pendant quelques jours, se produisant par véritables crises, analogues à celles des tabétiques, et accompagnées, comme elles, de vomissements. Ces crises peuvent, d'ailleurs, être provoquées par toute excitation anormale de l'estomac ou du système nerveux.

Lorsque la maladie s'aggrave, les paroxysmes se rapprochent et deviennent *quotidiens*. Mais, et c'est là une deuxième variété, la douleur, bien que survenant chaque jour, peut rester *discontinue*. En effet, les malades ont leur crise, généralement dans l'après-midi, les douleurs éclatent vers les trois ou quatre heures, présentent l'aspect que nous avons décrit plus haut, et cessent, soit spontanément, soit après un ou plusieurs vomissements. D'autres fois, les vomissements sont remplacés par un véritable flux diarrhéique, le suc gastrique hyperacide s'évacuant en masse, dans l'intestin, et y provoquant une irritation motrice et sécrétoire.

Une fois la crise terminée, les malades se trouvent bien, surtout dans la matinée, qui est leur meilleur moment.

Enfin, à son degré le plus intense, l'hyperchlorhydrie tend à devenir *continue*, c'est-à-dire que les crises douloureuses se répètent plusieurs fois par jour; le matin, vers les 10 ou 11 heures, sous l'influence de la faim, l'estomac peut sécréter une certaine quantité de suc gastrique; les malades éprouvent alors une crise de *faim douloureuse* ; Puis l'après-midi, ils ont un nouvel accès, lequel est ordinairement le plus violent ; enfin un troisième accès peut survenir la nuit ; l'apparition de la douleur nocturne est, en général, retardée par ce fait que les fonctions vitales se ralentissent pendant le sommeil ; aussi la douleur ne réveille-t-elle le malade que vers une heure du matin, soit cinq ou six heures après le repas du soir, et non après trois ou quatre heures seulement, comme pendant la journée.

Faisons remarquer aussi que la douleur apparaît plus tardivement après un repas copieux, parce qu'alors l'estomac contient une plus grande quantité de substances albuminoïdes, qui neutralisent plus longtemps l'hyperacidité du suc gastrique.

Ces crises douloureuses résument à peu de chose près le tableau symptomatique de l'hyperchlorhydrie. La *digestion* et la *nutrition générale* sont d'ordinaire peu atteintes, l'appétit est conservé; un certain nombre d'hyperchlorhydriques sont même de gros mangeurs; ils sont incités à manger beaucoup par ce fait que l'ingestion d'aliments calme momentanément la douleur, et qu'elle se reproduit moins vite après un repas copieux. Certains, remarquant que les matières albuminoïdes sont à ce sujet les plus efficaces, les préfèrent aux substances amylacées et se composent d'eux-mêmes une alimentation presque exclusivement carnée.

Souvent, les hyperchlorhydriques sont en même temps de grands buveurs, car l'ingestion de beaucoup de liquide, diluant momentanément le suc gastrique, l'empêche, d'irriter aussi fortement la muqueuse.

D'ordinaire, on note une constipation marquée, comme d'ailleurs chez presque tous les dyspeptiques ; cette constipation est parfois telle qu'elle finit par s'accompagner des symptômes de la colite muco-membraneuse. Nous avons signalé les crises de diarrhée survenant à la fin des accès gastralgiques, et remplaçant les vomissements.

Le malade présente, le plus souvent, un aspect florissant ; en effet, l'hyperchlorhydrie n'entrave guère la digestion ; celle des albuminoïdes se fait plutôt plus activement que d'ordinaire ; il est vrai que l'hyperacidité du suc gastrique empêche l'action de la salive sur les amylacés de se continuer dans l'estomac ; on sait en effet que la digestion des amylacés ne se fait qu'en milieu neutre, ou, du moins, faiblement acide, mais il ne faut pas oublier que l'action de la salive n'est que peu de chose ; le rôle actif, dans l'élaboration des amylacés, appartient surtout au pancréas, dont la sécrétion n'est pas modifiée, tant que l'hyperchlorhydrie n'existe que pendant la phase gastrique de la digestion, c'est-à-dire tant qu'elle ne s'accompagne pas d'hypersécrétion.

Quant à l'élaboration des graisses, elle n'est nullement troublée du fait de l'hyperchlorhydrie.

Signes physiques.— *L'examen de l'abdomen* ne fournit que bien peu de renseignements : on trouve seulement une sensibilitté à la pression au point épigastrique, très marquée pendant les accès douloureux, moins forte pendant les accalmies, mais, en général, plus considérable que chez les individus bien portants.

L'estomac n'est pas dilaté, tant que la motricité est intacte ; or, les hyperchlorhydriques, qui n'ont pas de stase, ont d'ordinaire une bonne motricité ; aussi ne trouve-t-on, chez eux, ni clapotage, ni aucun des signes énumérés plus haut et dont l'ensemble indique l'existence de fermentations stomacales exagérée.

Remarquons, toutefois, que, les hyperchlorhydriques étant fréquemment de gros mangeurs, il ne faut pas s'étonner de trouver chez eux un *grand estomac*, dont les dimensions, exagérées surtout transversalement, peuvent être appréciées par la mensuration de l'espace de Traube, qu'on trouvera dans ces cas élargi.

Contrairement à l'examen clinique, *l'analyse chimique du suc gastrique* fournit de précieux renseignements.

Lorsqu'on sonde les malades *à jeun*, on ne retire pas de liquide ; nous verrons plus loin que la présence de liquide le matin à jeun est justement ce qui distingue le syndrôme de Reichmann de l'hyperchlorhydrie simple.

*Après le repas d'épreuve d'Ewald*, le sondage permet d'extraire un liquide dont les caractères sont importants à noter.

Ses principaux *caractères physiques* sont : un aspect homogène ; c'est un liquide peu coloré ou légèrement gris-jaunâtre, ressemblant à de l'urine claire, transparent, ne laissant pas déposer de nombreux débris de pain, aisément reconnaissables ; sa consistance est ordinairement assez fluide ; la viscosité étant proportionnelle à l'abondance du mucus, ordinairement en faible quantité dans l'hyperchlorhydrie simple, l'odeur est nulle ou faiblement aigrelette et n'a en général rien de désagréable ; on ne trouve que rarement l'odeur butyrique ou acétique des fermentations.

La filtration est rapide ; le dépôt, laissé sur le filtre, peu abondant.

Abandonné à l'air libre, ce liquide ne subit pas de putréfaction, ce qui tient évidemment à la présence d'acide chlorhydrique en quantité exagérée, car la putréfaction ne tarde pas à se produire, lorsqu'on neutralise l'acide en excès.

*L'analyse chimique* donne les résultats suivants :

*Acidité totale* supérieure à la normale ; elle peut atteindre les chiffres de 3 à 6 pour 1000.

Cette hyperacidité est due à l'acide chlorhydrique en excès ; en effet on trouve :

*Gunzbourg*. — Très net.

*Vert brillant*. — Réaction immédiate, très nette (changement de teinte facilement appréciable).

Décoloration rapide.

*Uffelmann*. — Réaction négative, ne donne pas d'acide lactique.

*Peptones*. — Grande quantité (réaction de biuret très nette).

L'analyse qualitative montre une élévation notable de H et de C, le taux de la chlorhydrie peut être trois fois plus élevé que normalement et même davantage.

Par contre, F peut rester absolument normal,

ou même inférieur à la normale, lorsque la digestion est très active.

Il est évident, dès lors, que les variations de T ne sont pas forcément parallèles à celles de H et de C, les seules importantes, dans le cas présent.

Les résultats, fournis par l'extraction faite *une heure après le repas d'Ewald*, peuvent se trouver, dans certains cas, modifiés suivant que la digestion stomacale est *plus rapide* ou *plus lente* que normalement.

Dans certains cas, l'évacuation est *plus rapide;* on ne trouve qu'une faible quantité de suc gastrique, particulièrement pauvre en débris de pain. Cette rapidité exagérée du processus tient, pour M. Mathieu, à l'exagération de la contractilité musculaire : il est dû, d'après M. Hayem, à l'activité plus grande du suc gastrique, qui permet à l'estomac de vider plus rapidement son contenu.

D'autres fois, au contraire, et cela bien plus souvent, l'évacuation est *ralentie :* M. Mathieu incrimine la tendance à la stase que l'on voit apparaître dès que les malades souffrent. Hirsch a montré la possibilité de cette stase par l'expérience suivante; il observe ce qui se passe chez un chien porteur d'une fistule duodénale, et auquel on a fait ingérer une certaine quantité d'eau distillée; on note le temps nécessaire à l'évacuation de l'estomac; puis on donne à boire à l'animal, la même quantité d'eau acidulée; on voit que le passage dans l'intestin est notablement retardé, grâce à un spasme du pylore; c'est là un phénomène de défense, ayant pour résultat de soustraire la muqueuse intestinale au contact irritant du liquide hyperacide.

Mais, phénomène bien plus important, MM. Hayem et Winter ont constaté que, dans ces cas, *l'évolution du processus chimique est retardée ;* c'est-à-dire que c'est, non une heure après le repas d'épreuve, mais plus tard, au bout d'une heure et demie, par exemple, que l'hyperchlorhydrie atteint son maximum. Ce retard indique un état de fatigue des glandes, qui sécrètent plus lentement, ou bien ont besoin, pour entrer en activité, d'excitations plus prolongées que d'ordinaire.

Ces faits sont intéressants à connaître, car ils peuvent induire en erreur, et faire méconnaître l'hyperchlorhydrie, lorsque l'analyse est faite, comme d'ordinaire, au bout d'une heure. Comment donc savoir si les résultats sont valables ? La simple recherche du taux de l'acidité ne permet pas de reconnaître si l'extraction a été faite au moment où la digestion présentait son maximum d'activité ; d'après M. Mathieu, l'évaluation du volume total du liquide contenu dans l'estomac permettrait de présumer le moment de la digestion auquel on se trouve. Si ce volume est faible, c'est que l'évacuation de l'estomac est bien avancée. Pour M. Hayem, l'étude du rapport $\frac{T}{F}$ permettrait de résoudre le problème ; en étudiant la digestion normale (v. p. 48), nous avons vu que ce rapport, faible pendant la première et la dernière phase de la digestion, est au contraire élevé pendant la seconde, celle qu'il importe de connaître.

Ces causes d'erreurs connues et évitées, il reste

à interpréter les résultats, c'est-à-dire à savoir comment évaluer, au juste, le degré de l'hyperchlorhydrie. Les éléments qui servent à cette évaluation sont, évidemment, les chiffres indiquant la valeur de H et de C. M. Hayem dit qu'on a affaire à une hyperchlorhydrie *chloro-organique*, lorsqu'elle tient surtout à l'exagération de C ; elle est *hyperchlorhydrie simple*, lorsque l'augmentation porte surtout sur le chiffre H. Mais, nous avons déjà dit que les valeurs C et H varient suivant la nature du contenu de l'estomac (v. p. 50) ; cela importe peu, théoriquement, puisque le repas d'Ewald étant toujours identique à lui-même, le contenu de l'estomac ne doit pas varier d'un repas d'épreuve à l'autre ; pratiquement, il peut n'en être pas ainsi ; pour cette raison, M. Mathieu conseille de n'attacher d'importance qu'à la somme des deux (H + C), c'est-à-dire à la *chlorhydrie* ; elle est invariable pour le même sujet, et perme de mesurer le taux de l'hyperchlorhydrie : la facilité plus ou moins grande avec laquelle cette valeur s'abaisse sous l'influence du traitement institué permet de présumer du pronostic, et de la facilité plus ou moins grande qu'aura le médecin à amener un soulagement durable.

Il ne faut jamais négliger l'*examen des urines*, qui donne de précieux renseignements sur l'état de la nutrition générale. L'urée est plutôt augmentée, tant que la nutrition reste bonne, parce que les malades sont souvent gros mangeurs ; on peut observer une diminution plus ou moins considérable de l'acidité, et l'aspect lactescent de l'urine par précipitation des phosphates ; cette hypoacidité semble simplement en rapport avec l'alcalinité plus élevée du sang chez les hyperchlorhydriques; on suppose que cette alcalinité est due à la décomposition plus active du chlorure de sodium du sang au niveau de l'estomac; les bases restent dans le sang, l'acide chlorhydrique étant mis en liberté.

*b)* **Hyperchlorhydrie avec hypersécrétion** (syndrôme de Reichmann).

DÉFINITION. — Le syndrôme de Reichmann est constitué par la sécrétion *continue* de suc gastrique hyperacide; son caractère clinique essentiel est la présence de liquide, le matin à jeun, dans l'estomac.

SYMPTÔMES FONCTIONNELS. — Quelquefois les premières douleurs apparaissent brusquement à l'occasion d'un choc moral, ou d'un trouble gastrique aigu. On admet généralement que l'affection est plus ancienne et que la phase douloureuse a été précédée d'une période latente d'une durée indéterminée.

Ordinairement les symptômes sont ceux d'une hyperchlorhydrie ancienne; les douleurs, d'abord légères et intermittentes, s'accroissent peu à peu et se répètent plus fréquemment; les malades présentant le syndrôme de Reichmann accusent des douleurs, qui ressemblent beaucoup à celles de l'hyperchlorhydrie à paroxysmes quotidiens et répétés plusieurs fois par jour, mais leurs douleurs ont quelques caractères spéciaux. Elles sont d'une intensité plus grande; l'accès nocturne est particulièrement violent, le malade, réveillé au milieu de la nuit, est en proie à de violentes souffrances qui durent souvent jusqu'au matin; aussi se lèvet-il fatigué, brisé ; cette insomnie douloureuse est ordinairement très pénible.

La *durée* des accès est accrue, comme leur intensité ; ils durent plusieurs heures, et se terminent, comme ceux de l'hyperchlorhydrie, par des vomissements qui soulagent le malade. Aussi, voit-on nombre de patients tâcher d'abréger leurs souffrances, en cherchant à provoquer le vomissement.

Le vomissement du syndrôme de Reichmann est de même nature que celui de l'hyperchlorhydrie, mais il en diffère cependant par plusieurs points. D'abord, sa fréquence est bien plus grande ; presque tous les accès se terminent par des vomissements. Les matières vomies sont aussi plus abondantes ; leur quantité varie depuis quelques gorgées seulement jusqu'à un litre et plus ; c'est un liquide trouble, à cause des nombreux débris alimentaires, visibles à l'œil nu, qu'il tient en suspension . son odeur peut être rendue fort désagréable par l'existence de fermentations ; l'analyse chimique montre que l'acidité est très élevée ; M. Riegel a même pu constater, chez un malade, que le degré de l'acidité variait proportionnellement à l'intensité des douleurs.

Les crises gastralgiques et les vomissements se répètent plusieurs fois en 24 heures ; d'ordinaire existe une crise le matin vers 10 ou 11 heures, sous l'influence de la faim ; parfois même, les sensations douloureuses apparaissent dès le matin avant le petit déjeuner, et s'accompagnent d'un vomissement. Il existe presque toujours une nouvelle crise dans l'après-midi, et une troisième la nuit, cette dernière étant, nous l'avons dit, la plus violente.

Entre les accès, le malade n'est pas bien portant, comme dans l'hyperchlorhydrie simple ; la douleur tend à devenir continue, comme la sécrétion.

La digestion et la nutrition générale peuvent demeurer intactes, comme dans l'hyperchlorhydrie. Plus encore que dans cette affection, on observe la soif intense, la sensation de faim répétée et douloureuse, la polyphagie. On observe plus souvent des crises diarrhéiques venant, à la fin des accès gastralgiques, remplacer les vomissements ; les deux peuvent même exister simultanément.

Dans certains cas, au contraire, les malades souffrent beaucoup et vomissent abondamment. Il n'est pas rare alors de les voir restreindre leur alimentation par crainte de provoquer les vomissements et les douleurs ; ils présentent alors un amaigrissement rapide, un air souffreteux, un état de faiblesse parfois considérable ; souvent alors on voit le nervosisme s'exalter, et les douleurs redoubler de fréquence et d'intensité.

Ici, comme pour l'hyperchlorhydrie simple, on peut décrire de nombreuses variétés. Tout d'abord il existe quelques cas d'*hypersécrétion intermittente*, c'est-à-dire que les malades présentent pendant quelques jours le syndrôme de Reichmann bien caractérisé ; on leur trouve du liquide le matin à jeun ; ils ont donc de la stase ; ce liquide existe même si on a pris soin de faire un lavage soigneux de l'estomac après la digestion du soir, la sécrétion existe donc même en dehors des périodes digestives, enfin ce liquide est fortement hyperchlorhydrique. Puis, au bout d'un nombre variable de jours, ces malades reviennent à une santé parfaite, ou bien ne présentent plus que de l'hyperchlorhydrie sans hypersécrétion, jusqu'à ce que survienne une nouvelle période d'hypersécrétion.

Le plus souvent l'hypersécrétion est *permanente*, mais les douleurs et les vomissements présentent des phases d'aggravation séparées par des périodes d'accalmie relative, durant plus ou moins longtemps, et plus ou moins marquées suivant les sujets, et le degré d'ancienneté de la maladie.

L'intensité des douleurs et des vomissements est extrêmement variable suivant les sujets ; le degré du nervosisme intervient pour une large part, dans ces variations individuelles. Tandis que certains n'ont pas de douleurs véritables, et que leurs crises gastralgiques se réduisent à un simple malaise suivi ou non de vomissement, qui peut être représenté simplement par quelques régurgitations acides, d'autres souffrent horriblement, au moment de leurs paroxysmes, qui peuvent se transformer en de véritables crises d'intolérance gastrique, durant plusieurs jours pendant lesquels le malade ne goûte aucun repos et ne peut ingérer aucun aliment.

SIGNES PHYSIQUES. — Outre la douleur au niveau du point épigastrique, commune à l'hypersécrétion et à l'hyperchlorhydrie simple, l'examen clinique permet de constater dans l'hypersécrétion, des signes de dilatation et de stase, qui font défaut dans l'hyperchlorhydrie simple, et prennent, dès lors, une valeur diagnostique considérable.

En examinant le malade le matin à jeun, on trouve du clapotage, dont la limite inférieure atteint et dépasse très souvent l'ombilic. Ce clapotage qu'on peut retrouver, parfois, même après un vomissement, montre que l'estomac ne se vide jamais complètement; l'abaissement de sa limite inférieure montre que l'organe est dilaté. Dans nombre de cas, cette dilatation est médiocre, mais elle peut aussi devenir considérable; tout l'abdomen clapote, presque jusqu'au pubis. Dans ces cas de grande dilatation, l'estomac tend d'ordinaire à devenir vertical, par abaissement du pylore, ce qui fait paraître ses dimensions encore plus considérables qu'elles ne sont réellement. Transversalement, l'augmentation du volume n'est pas moins manifeste. On l'apprécie par l'étendue du clapotage et les dimensions exagérées en largeur de l'espace de Traube. L'examen de l'abdomen est, en général, d'autant plus facile que l'amaigrissement est plus considérable.

*L'exploration par la sonde* doit se faire à deux moments bien distincts : le matin à jeun, et après le repas d'épreuve.

Lorsqu'on pratique le sondage le matin à jeun, on voit qu'il est extraordinairement facile d'extraire, soit par simple expression, soit à l'aide de l'aspiration, une certaine quantité de liquide. Le volume varie de 60 gr. à plus d'un demi-litre ou même à un litre; remarquons que, même après un copieux vomissement, on peut encore extraire du liquide, les malades n'arrivant jamais à évacuer le contenu de leur estomac. On peut aisément mesurer la quantité du liquide contenu dans l'estomac, à l'aide du procédé de MM. Mathieu et Rémond, que nous avons décrit dans notre première Partie (voir p. 99). Ce liquide est, clair filant, ou forme une bouillie grisâtre, suivant l'abondance des résidus alimentaires qu'on y trouve, et qui est fort variable. Chimiquement, c'est un liquide fortement acide; l'acidité totale varie de 1 ou 1,5 à 2,5, chiffre qu'elle dépasse rarement; cette acidité est due à l'acide chlorhydrique, comme le montre la réaction de Gunzbourg : les peptones sont d'ordinaire en notable quantité; on peut, d'ailleurs, aisément se rendre compte du degré d'activité du suc gastrique, en le mettant en contact avec des substances albuminoïdes, qu'il modifie rapidement.

Il est également très facile de se rendre compte que l'existence de ce liquide le matin à jeun est due, non seulement à la stase, mais encore à l'hypersécrétion; on n'a qu'à pratiquer, après la digestion du soir, un lavage prolongé jusqu'à ce que l'eau ressorte absolument limpide et neutre au papier de tournesol; en sondant de nouveau le malade le lendemain matin, on ramène un liquide clair, filant, riche en acide chlorhydrique, mais qui ne renferme ni détritus alimentaires, ni même de peptones ; cette constatation montre que la sécrétion s'est faite pendant le sommeil, indépendamment de toute excitation gastrique par les ingesta; on ne saurait sérieusement objecter que le liquide extrait dans ces conditions peut être sécrété sous l'influence de l'excitation produite par le sondage; car, lorsqu'on sonde le matin à jeun des sujets qui ne présentent pas le syndrôme de Reichmann, on ne retire pas de liquide du tout, ou seulement une quantité minime. inférieure à 20 centimètres cubes.

L'extraction du liquide, une heure après le repas d'Ewald, donne les résultats suivants : pourvu que le repas d'épreuve ait été précédé d'un lavage soigné de l'estomac, afin de se débarrasser, aussi complètement que possible, du liquide de stase. La quantité de liquide extraite après le repas d'épreuve est, ordinairement, supérieure à 80 centimètres cubes ; c'est un liquide trouble, mousseux, qui, par le repos, se divise en trois couches, à la surface ; une couche de mousse, épaisse, parfois, de plusieurs centimètres ; elle est due aux nombreuses bulles de gaz que produisent les fermentations anormales de l'estomac ; la couche moyenne est claire, plus ou moins opaline, suivant l'abondance du mucus ; au fond, se forme un dépôt abondant, composé de nombreux débris de pain. La filtration est souvent ralentie ; grâce à la présence d'une certaine quantité de mucus ; les réactions chimiques sont celles de l'hyperchlorhydrie ; acidité élevée, sans acide lactique, et, au contraire, avec une réaction de Gunzbourg très nette ; peptones plus ou moins abondants, quantité chlorhydrique, libre, ou en combinaison organique, supérieure à la normale. Remarquons que les chiffres trouvés, après un repas d'épreuve, sont d'ordinaire plus élevés que ceux fournis par l'analyse des vomissements ou du liquide extrait le matin à jeun.

L'analyse des urines donne des résultats variables, suivant la fréquence et l'abondance des vomissements.

Chez les malades qui vomissent beaucoup, la quantité des urines émise en 24 heures baisse notablement, et est ordinairement inférieure à un litre : le taux de l'urée, et surtout des chlorures, se trouve notablement abaissé ; en effet, les vomissements contiennent une notable quantité d'urée et de chlorures.

Pendant les périodes d'accalmie, les chlorures remontent, et le taux de l'urée tend à s'élever au-dessus de la normale.

D'une manière générale, l'urine est rouge, dense, d'aspect lactescent, dû à l'alcalinité exagérée, d'où précipitation des phosphates, qui, peut-être, existent en quantité supérieure à la normale.

**2° Dyspepsies nerveuses, ou sensitivo-motrices.** — Les symptômes en sont nombreux et fort variables. En effet, les malades qui présentent cette variété de dyspepsie sont des nerveux, ou même présentent les symptômes d'une névrose comme la neurasthénie ou l'hystérie ; de plus les troubles de la motilité s'allient de façon fort variable aux douleurs. Aussi, a-t-on décrit de nombreuses formes cliniques ; nous nous bornerons à faire une distinction capitale, et nous décrirons seulement la forme *bénigne* ou *commune*, et la *forme grave*.

*a)* **forme bénigne ou commune.** — Les malades souffrent surtout pendant la période digestive. Ils mangent souvent, peu, par suite de leur faible appétit ; les douleurs surviennent quelquefois aussitôt après la fin du repas ; ordinairement, elles sont plus tardives. Après avoir mangé, les malades éprouvent une sensation de bien-être ; il n'est même pas rare de les voir présenter à ce moment leur maximum d'activité physique et intellectuelle. Puis les phénomènes douloureux apparaissent au bout d'une demi-heure ou d'une heure.

Il ne s'agit pas de vraies douleurs très intenses comme celles de l'hyperchlorhydrie; les malades accusent d'ordinaire une sensation de malaise, de tension à l'épigastre; il leur semble qu'ils ont dans l'estomac un poids qui les empêche de respirer, ils tombent dans un état d'irrésistible somnolence; ils ressentent de la pesanteur de tête, des bouffées de chaleur, ils ont la face rouge, congestionnée, ils sont incapables de tout travail physique ou intellectuel. Quelquefois, on observe des crises de douleurs vives, ressemblant à celles de l'hyperchlorhydrie, et survenant, comme elles, à une phase avancée de la digestion; elles sont souvent attribuables au développement exagéré de fermentations anormales.

Cet état dure un temps variable; depuis un quart d'heure jusqu'à une heure ou une heure et demie; puis, le malaise disparaît progressivement.

Il n'existe ordinairement pas de vomissements, ou, s'il s'en produit, ils sont rares et peu abondants. Un certain nombre de malades ont du pyrosis; il est plus fréquent d'observer des éructations parfois très abondantes, inodores ou fétides, suivant qu'elles se composent d'air atmosphérique dégluti ou de gaz provenant de fermentations gastriques anormales.

L'intestin est ordinairement aussi malade que l'estomac. La constipation est ordinairement rebelle ; on observe même assez souvent des phénomènes de colite muco-membraneuse ; d'autres fois, cette constipation est entrecoupée de temps en temps, par des débâcles diarrhéiques.

L'examen de l'abdomen montre ordinairement peu de chose. L'inspection ne décèle pas de gonflement du ventre, malgré la sensation de tension qu'éprouvent les malades ; à la pression, la sensibilité est normale, ou légèrement exagérée ; le point épigastrique est ordinairement peu sensible. La percussion montre que l'estomac est normal, ou peu dilaté ; on provoque plus facilement le clapotage que chez des individus sains ; pendant les périodes digestives, il existe souvent encore cinq ou six heures après le repas, ce qui témoigne de la lenteur des digestions, mais l'estomac arrive cependant à évacuer complètement son contenu : on ne trouve plus le matin à jeun de clapotage, le sondage montre que l'estomac ne renferme plus de liquide.

Tels sont les phénomènes qu'on observe d'ordinaire ; M. Mathieu a adjoint, à cette forme commune, deux variétés nouvelles.

La première est la variété *douloureuse*, elle appartient aux névrosés hystériques ou neurasthéniques. Les sensations pénibles sont alors très exagérées et d'une variabilité extrême : les hystériques sentent partir de l'estomac, au moment de leurs malaises, une boule qui les étouffe, et remonte vers la gorge ; ils ressentent dans la région précordiale une sensation de griffe, d'étau, ont des palpitations de cœur après les repas ; les neurasthéniques sont anéantis pendant le travail de la digestion, souffrent de l'estomac, de la tête, de partout; ils ont une sensation de faiblesse et de courbature générale, qui les oblige à se coucher ou à s'asseoir; assez souvent apparaissent des vertiges; un grand nombre des vertiges qu'on serait tenté de rapporter à l'estomac sont des vertiges neurasthéniques.

On conçoit qu'il devient fort difficile de faire au milieu de cette association de symptômes, la part exacte de l'estomac et du système nerveux; l'intestin contribue aussi à enrichir le tableau symptomatique: on sait la fréquence de l'entéroptose dans la neurasthénie et le rôle important qu'on lui a attribué; les douleurs de la colite muco-membraneuse ou celles d'une simple constipation sont décuplées chez les névropathes et retentissent sur l'organisme de façon parfois intense.

La seconde variété est caractérisée par la prédominance de l'atonie gastrique, et des fermentations qui en sont la conséquence ; c'est la *forme flatulente*. Les éructations sont, ici, particulièrement abondantes ; parfois, elles deviennent une véritable obsession ; il est évident que des gaz aussi abondants ne proviennent pas tous de fermentations quelque exagérées qu'elles puissent être. D'ordinaire, ces gaz sont modérés et ont la composition de l'air atmosphérique; il s'agit donc surtout d'air dégluti avec les aliments, ou même entre les repas; les malades, ayant remarqué que les éructations les soulageaient, avalent, consciemment ou inconsciemment, de l'air qu'ils expulsent ensuite par éructation. Enfin, un certain nombre de gaz ne proviennent pas de l'estomac, mais sont simplement emmagasinés dans le pharynx ou l'œsophage ;

grâce à la contracture de ce dernier, ils sont ensuite expulsés bruyamment ; il s'agit d'air atmosphérique ou de gaz ayant la même composition
que l'air qui sort des poumons.

Chez les malades qui présentent cette variété, le
gonflement de l'estomac est réel, et aisément appréciable à la vue ; la percussion et la succussion
digitale montrent que l'estomac est agrandi, et
tend à l'atonie ; il se laisse aisément distendre par
des gaz ou des liquides, et descend alors au-dessous de l'ombilic ; ordinairement, la grande courbure est à un ou deux travers de doigt au-dessous
de l'ombilic ; il est rare qu'elle descende davantage. On trouve du clapotage, pourvu que la tension
intra-stomacale ne soit pas trop forte ; bien mieux
que la percussion, la succussion permet d'apprécier
les dimensions exactes de l'organe, en montrant
l'existence d'un clapotage descendant à un ou deux
travers de doigt au-dessous de l'ombilic.

*b)* **Forme grave.** — Elle appartient surtout aux
jeunes sujets, et diffère de la forme précédente,
surtout par l'amaigrissement qui l'accompagne.
L'appétit est, souvent, très diminué, ou même, complètement aboli : les malades souffrent, fréquemment, d'embarras gastrique, ce qui contribue encore
à augmenter l'anorexie ; la bouche est fréquemment, pâteuse, amère, la langue saburrale. D'autres fois, au contraire, l'appétit est normal : les
malades mangent bien, ne vomissent pas, n'ont
pas de diarrhée et, cependant, maigrissent. M. Bouveret les compare à ces malades au sujet desquels
Claude Bernard écrit : « les aliments peuvent être
parfaitement digérés, et cependant, ne fournissent

aucun principe utilisé par l'organisme. Nous avons maintes fois observé des phénomènes de ce genre chez des animaux, chez des chiens, qui, à la suite de divers ébranlements amenés par les vivisections, manifestaient une voracité très grande, la satisfaisaient largement, digéraient, et faisaient, comme nous avons pu nous en assurer, du chyme et du chyle, et cependant, maigrissaient et ne tardaient pas à périr, comme d'inanition (1). »

Cet amaigrissement est tel qu'on pense, souvent, à première vue, à un cancer, d'autant plus que, d'ordinaire, les malades ont un teint jaunâtre, une peau sèche, terreuse, dont l'aspect contribue à égarer le diagnostic.

Ici, comme dans la forme commune, la constipation est la règle : on trouve fréquemment des hémorrhoïdes ou de la colite muco-membraneuse.

On conçoit que cet état de débilité retentisse, d'une manière fâcheuse, sur l'état névropathique antérieur. Aussi, ces malades deviennent-ils irritables, nerveux à l'excès ; leurs troubles gastriques entretiennent et accroissent leurs phénomènes névropathiques ; ils sont dans un véritable cercle vicieux, ne peuvent rien faire de ce qu'il faudrait pour en sortir ; cela explique la ténacité extrême de cette forme grave. Les malades perdent, rapidement dix ou vingt livres, et traînent lamentablement, pendant des années, épuisant tous les remèdes sans arriver à aucune amélioration notable et sans pouvoir retrouver leur poids et leur embonpoint normaux.

(1) CLAUDE BERNARD, Leçons sur le diabète, 1867, p. 435.

L'examen de l'abdomen permet de constater, plus encore que dans la forme bénigne, la tendance de l'estomac à la dilatation et à la stase résultant de l'atonie musculaire de ses parois. Le clapotage est, ici, particulièrement facile à produire en raison de l'amaigrissement du sujet ; il est surtout périombilical ; en effet, la dilatation est médiocre, et, souvent, le pylore est abaissé, par suite de la ptose plus ou moins marquée des viscères abdominaux ; l'estomac peut même être biloculaire, ce que l'insufflation permet d'ordinaire de reconnaître aisément.

En examinant le malade à jeun, on retrouve un clapotage ordinairement peu considérable, car la stase est, généralement, peu marquée.

Nous n'avons pas encore parlé du chimisme gastrique ; c'est que, dans les différentes formes de la dyspepsie sensitivo-motrice, ses caractères n'ont rien de constant et semblent, par suite, d'une importance secondaire. Voici les résultats fournis par le sondage, pratiqué une heure après le repas d'Ewald.

Souvent, l'extraction est pénible ; on n'arrive que difficilement, dans certains cas, à obtenir une quantité suffisante de liquide, à cause, vraisemblablement, de l'atonie gastrique.

Ce liquide est, ordinairement, trouble, riche en résidus alimentaires ; il forme une bouillie épaisse, rendue visqueuse par l'existence d'une certaine quantité de mucus ; aussi, la filtration est-elle lente. L'odeur est, souvent, dénaturée par des fermentations.

L'analyse chimique montre qu'on peut se trouver en présence de chiffres normaux, quelquefois plus élevés et indiquant l'hyperchlorhydrie ; plus souvent on trouve un degré variable d'hypochlorhydrie, principalement dans la forme grave. L'acidité totale peut cependant se trouver élevée, grâce au taux élevé des acides de fermentation dont la réaction d'Uffelmann permet de constater la présence, et, par sa netteté, de présumer la quantité. Il est évident que les fermentations sont surtout abondantes, dans les cas où l'atonie gastrique est manifeste.

## § 2. — DIAGNOSTIC

**1° Diagnostic positif.**— Les éléments en sont fournis : *a*) par l'interrogatoire et l'examen clinique du malade ; *b*), par l'analyse du suc gastrique.

*a*) **Eléments fournis par l'examen clinique.**— Les *symptômes subjectifs* ont une grande valeur et conduisent souvent au diagnostic. On reconnaît, d'ordinaire, fort aisément, l'hyperchlorhydrie, aux crises douloureuses intenses qu'elle détermine, crises survenant vers la fin de la digestion stomacale, et souvent terminées, par des vomissements qui soulagent les malades. Le fait que ces douleurs sont atténuées par l'ingestion des aliments est encore un bon signe. On présume qu'il y a hypersécrétion et stase, lorsque les douleurs sont très intenses, de longue durée, et surtout, lorsque les vomissements sont très abondants, et surviennent le matin à jeun. L'amaigrissement, joint aux signes précédents, fera encore pencher en faveur du syndrôme de Reichmann.

Cependant, rien, dans les symptômes accusés par le malade, n'est absolument pathognomonique; les douleurs, absolument identiques à celles de l'hyperchlorhydrie, peuvent être causées par la présence, dans l'estomac, d'acides organiques en quantité exagérée, à la fin des digestions; d'autre part, un certain nombre d'hyperchlorhydriques se présentent avec l'aspect de dyspeptiques sensitivo-moteurs ; d'autres ont des symptômes étrangers en apparence, à l'estomac; enfin, un certain nombre ne souffrent pas; leur hyperchlorhydrie est reconnue seulement à l'examen du suc gastrique. Il en est de même pour le syndrôme de Reichmann, ses symptômes peuvent être rapportés à une dilatation de l'estomac par atonie ou par sténose pylorique; un certain nombre de malades ont une hypersécrétion absolument latente, ils ne souffrent ni ne vomissent; l'examen de l'abdomen ou l'analyse du suc gastrique permettent seuls le diagnostic.

Dans les dyspepsies sensitivo-motrices, les symptômes subjectifs, n'ont, bien souvent, rien de caractéristique. Les douleurs peuvent présenter les mêmes caractères dans une foule d'autres maladies; la coexistence fréquente d'une névrose, hystérie ou neurasthénie, de ptoses viscérales, rend le tableau clinique fort complexe, et le diagnostic fort difficile. La forme flatulente pourra souvent être soupçonnée, lorsque le patient accuse une sensation de plénitude exagérée, au point qu'il est obligé de desserrer ses vêtements après le repas et se plaint d'éructations fréquentes, ayant parfois une odeur fétide. Encore faut-il déterminer si on se trouve en présence d'une flatulence véritable, ou d'une fausse flatulence causée, par exemple, par un spasme de l'œsophage.

*L'examen du malade* fournit souvent de précieux renseignements. Lorsque, chez un sujet présentant des crises de douleurs vives, survenant plusieurs fois par jour, 2 ou 3 heures après le repas et se terminant par des vomissements, lorsque, chez ce malade, on constate, par la recherche du clapotage, un estomac moyennement dilaté, et surtout, si le clapotage se retrouve encore le matin à jeun, il existe, tout au moins, de bien fortes présomptions en faveur d'une hyperchlorhydrie avec hypersécrétion et stase, c'est-à-dire, du syndrôme de Reichmann.

Lorsque ce syndrôme ne se traduit par aucun signe subjectif, ou, du moins, par aucun des signes habituels, c'est encore la constatation d'une dilatation gastrique, avec présence de liquide le matin à jeun, qui permettra de poser les bases d'un diagnostic, que l'analyse chimique viendra confirmer.

Dans l'hyperchlorhydrie simple, l'examen restera négatif; l'estomac est normal; on constate seulement une sensibilité à la pression, plus ou moins marquée, au niveau du point épigastrique.

Dans les dyspepsies sensitivo-motrices, ou nerveuses, l'examen donne des résultats variables, suivant les formes. L'exploration de la sensibilité au palper permet de constater : tantôt un endolorissement diffus de tout l'épigastre, comme chez les hystériques, ou dans les cas dans lesquels l'alcoo-

lisme joue un grand rôle dans la genèse des manifestations morbides ; d'autres fois, cette douleur
se circonscrit au point épigastrique ; chez les hystériques ; le siège du maximum se trouve reporté
plus haut, vers l'appendice xyphoïde, au niveau des
saillies osseuses, enfin, chez ces malades, la région
épigastrique devient parfois hystérogène ; une
forte pression procure à la malade une sensation
de malaise indéfinissable ; en insistant, on peut
parfois amener une sensation d'étouffement, de
constriction au cou ; la respiration devient sterto-
reuse, la malade commence à s'agiter, bref, on
peut observer alors tous les signes précurseurs
d'une attaque d'hystérie qui se produit même
quelquefois.

Lorsqu'il existe de l'atonie notable, on peut la
reconnaître par l'examen du malade ; le clapotage
se produit aisément pendant toute la période digestive, qui est un peu prolongée ; en faisant ingérer
un verre de liquide au malade, on voit la limite
inférieure de l'estomac descendre un peu, de un
ou deux travers de doigt, parfois plus, pour remonter ensuite lorsque l'estomac aura évacué son
contenu. La distension gazeuse est, souvent, très
manifeste, en raison des fermentations que favorise
si puissamment l'existence d'une atonie musculaire notable. Parfois reconnaissable à l'inspection, par la voussure épigastrique qu'elle crée,
lorsqu'elle est considérable, cette distension gazeuse se traduit, à la percussion, par le tympanisme de l'estomac, surtout au niveau de l'espace
de Traube : le son clair, qu'on obtient alors, est
suffisamment distinct de la matité intestinale, pour

que l'on puisse, par la percussion, délimiter exactement l'estomac.

On le voit, l'examen clinique n'est pas à négliger; il fournit des indications de la plus haute valeur, mais, bien souvent, à part les cas où le syndrôme de Reichmann, où l'hyperchlorhydrie simple sont des plus nets, il reste encore place au doute; aussi doit-on toujours, à moins de contre-indications, pratiquer le sondage, et l'analyse du suc gastrique recueilli, soit le matin à jeun, soit après le repas d'épreuve.

*b*) **Eléments fournis par l'analyse du suc gastrique.** — Le malade présente-t-il les symptômes de l'hyperchlorhydrie, avec ou sans hypersécrétion, l'analyse du suc gastrique confirme l'existence de l'hyperchlorhydrie, et permet d'en évaluer le degré; répétons ce que nous avons dit dans la première partie de cet ouvrage, en traitant des troubles d'évolution du processus digestif (voir p. 56) : le moment où le suc gastrique présente son maximum d'activité peut se trouver retardé; l'analyse, faite une heure après le repas d'Ewald, donne alors des chiffres trop faibles, on peut, si on ne fait pas attention à cette cause d'erreur, méconnaître une hyperchlorhydrie réelle, ou se tromper sur son degré.

L'hyperchlorhydrie reconnue, le sondage permet de reconnaître s'il y a eu en même temps hypersécrétion et stase; l'exploration faite le matin à jeun restera négative dans l'hyperchlorhydrie simple; dans le syndrôme de Reichmann, elle permet d'extraire une certaine quantité de liquide; le procédé volumétrique de MM. Mathieu et Rémond permet de savoir exactement combien l'estomac renfermait de liquide, au moment de l'extraction. Le résultat ainsi obtenu permet de diviser les malades en trois groupes :

1° La quantité du liquide contenue dans l'estomac est supérieure à 250 centimètres cubes. Il s'agit alors de la forme la plus intense du syndrome de Reichmann ;

2° L'estomac renferme moins de 200 centim. cubes de liquide ; il s'agit de la forme atténuée du syndrome de Reichmann, bien plus aisément curable que la précédente, puisque nous verrons, plus loin, qu'elle correspond à un degré moins avancé des lésions ;

3° Enfin, le troisième groupe comprend les cas où la quantité du liquide est inférieure à 50 centim. cubes. Doit-on ranger ces malades parmi les hyperchlorhydriques simples ; s'agit-il du syndrome de Reichmann? La question est encore pendante ; certains auteurs admettent que la présence d'une quantité aussi minime de liquide est à peu près normale, et représente la sécrétion minima ; d'autres, au contraire, disent que le sondage d'un estomac normal, le matin à jeun, doit rester négatif, et diagnostiquent au moins une forte tendance à la stase ; ces cas représenteraient la transition entre l'hyperchlorhydrie simple et l'hypersécrétion.

Quant à faire la part exacte de l'hypersécrétion et de la stase, il n'y faut point songer. Toutefois, la proportion et le volume des débris alimentaires que contient le liquide extrait le matin à jeun, donne, à ce sujet, de précieux renseignements.

9.

Ainsi donc, l'analyse du suc gastrique donnera, en cas d'hyperchlorhydrie, des renseignements précieux, mais dont il est, cependant, possible de se passer en général. Il faut même savoir s'en passer dans bien des cas, *lorsqu'il existe une forte présomption d'ulcère;* on a vu, dans ces cas, un sondage intempestif amener une hématémèse qui, ordinairement peu grave, a pu, dans quelques cas rares, suffire pour amener la mort.

L'absence de signes cliniques d'hyperchlorhydrie ne suffit pas, avons-nous dit, pour permettre de l'éliminer. Dans certains cas, en effet, le malade présente, par exemple, des symptômes de dyspepsie nerveuse, ou ne souffre pas de l'estomac, alors que l'analyse du suc gastrique montre l'existence de l'hyperchlorhydrie ou du syndrome de Reichmann. Nous n'insisterons pas sur l'importance énorme que prend alors l'exploration chimique : elle seule permet le diagnostic.

Souvent, on constate de l'*hypochlorhydrie;* cliniquement, le malade se présente, quelquefois, avec des douleurs tardives, ressemblant à celles de l'hyperchlorhydrie, et dues à la production exagérée d'acides de fermentation ; le plus souvent, il présente l'aspect des dyspeptiques de notre deuxième groupe clinique ; c'est-à-dire d'une dyspepsie nerveuse ou sensitivo-motrice. Les symptômes ne sont alors pas, comme dans les hyperchlorhydries, attribuables aux modifications de la sécrétion. Dans nombre de cas, en effet, l'hypochlorhydrie est absolument latente, et ne se reconnaît que par l'analyse chimique. Aussi, ne peut-on pas décrire un ensemble de symptômes, qui caractérise l'hypochlorhydrie ;

les malades dont la sécrétion gastrique est affaiblie ne souffrent que si, d'autre part, leur sensibilité est exaltée ou si la musculature de l'estomac est affaiblie, ce qui permet l'apparition de stase et le développement de fermentations. Aussi, l'analyse chimique ne fournit-elle aucun appoint au diagnostic positif des dyspepsies nerveuses; nous verrons que, même alors, elle peut servir pour le diagnostic différentiel.

**2· Diagnostic différentiel.** — Les symptômes des hyperchlorhydries ou des dyspepsies nerveuses et motrices peuvent être simulés par ceux d'autres maladies : *a*) soit par des affections d'autres organes ; *b*) soit par d'autres gastropathies.

*a*) **Affections d'autres organes.** — Les crises douloureuses de l'hyperchlorhydrie peuvent être confondues avec d'autres viscéralgies, surtout avec les coliques hépatiques, d'autant plus qu'il existe une forme gastralgique des coliques hépatiques, où les douleurs siègent à l'épigastre. D'autre part, le point épigastrique, déjà si voisin du point cystique, peut se trouver reporté à droite. On conçoit que le diagnostic puisse être, parfois, très difficile, lorsqu'on a affaire à l'hyperchlorhydrie à paroxysmes éloignés, et que les signes de lithiase biliaire sont peu nets, mais les coliques hépatiques surviennent moins souvent, à intervalles moins réguliers; les douleurs ne sont pas aussi directement en rapport avec la nature des aliments ingérés; les crises de coliques ne se terminent pas par des vomissements qui soulagent le malade; l'ingestion des aliments n'arrête pas les douleurs comme en cas d'hyperchlorhydrie ; le sondage peut être quelquefois nécessaire pour établir le diagnostic.

Nous avons déjà dit combien est, d'ordinaire, complexe, l'état des malades atteints de dyspepsie nerveuse; ils ont, souvent, en même temps, des ptoses diverses, sont fréquemment des névroses, aussi, arrive-t-il, assez souvent, que le rôle de l'estomac est méconnu; il faut, d'ordinaire, un examen approfondi de tout l'organisme, encore, ne parvient-on pas toujours à expliquer tous les symptômes constatés, et surtout à les soulager.

*b*) **Autres gastropathies.** — Elles sont souvent une cause d'erreur. Nous ne discuterons pas tous les cas qui peuvent se rencontrer : ainsi nous renvoyons à l'étude des troubles gastriques du tabès, pour le diagnostic d'avec ce qu'on a décrit sous le nom d'*hypersécrétion intermittente;* nous verrons même jusqu'à quel point il y a lieu d'établir une distinction entre les deux affections. Au contraire, bien que nous n'ayons pas encore abordé l'étude de l'ulcère, du cancer et de la sténose du pylore, nous allons, en raison de leur grande fréquence, dire, dès maintenant, comment on peut les distinguer des troubles dus à une inflammation ou une intoxication chroniques.

*L'ulcère* est, en général, facile à reconnaître des dyspepsies nerveuses. Seule, la forme latente de l'ulcère où manquent les grands symptômes cardinaux, douleurs, hémorrhagies, vomissements, pourrait prêter à la confusion, mais l'analyse chimique permet d'ordinaire le diagnostic; l'ulcère, on le sait, ne va guère sans le syndrome de Reichmann, ou, tout au moins, sans hyperchlorhydrie.

Au contraire, il est souvent fort difficile de dia-

gnostiquer l'ulcère d'avec les hyperchlorhydries;
on sait que l'ulcère est probablement préparé par
une phase d'hyperchlorhydrie simple, ou avec
hypersécrétion; une fois constitué, l'ulcère peut
rester absolument latent, pendant un temps indé-
terminé; d'autres fois, on soupçonne son existence,
parce que l'ingestion des aliments est presque
immédiatement suivie d'une douleur très vive,
transfixiante, en broche, et que, parfois, la position des malades, suivant qu'elle amène, ou non,
les aliments à entrer en contact plus intime avec
la surface ulcérée et douloureuse, peut avoir de
l'influence sur le degré de la douleur. Souvent,
enfin, la certitude est apportée par l'existence d'une
hématémèse : encore faut-il qu'elle ait été abondante, car on a signalé, au cours du syndrôme de
Reichmann, de véritables hématémèses, dans des
cas où l'autopsie permit de constater l'absence
d'ulcère. Le diagnostic peut donc rester en suspens;
on ne peut dire, en présence d'un syndrôme de
Reichmann, si on ne se trouve pas, justement, à la
veille de l'hématémèse décisive; l'exploration chimique, si on ne craignait de la pratiquer, ne serait d'aucun secours, les résultats étant les mêmes
dans les deux cas; ajoutons enfin que certains praticiens, ayant, dans plusieurs cas de syndrôme
de Reichmann, constaté, à l'autopsie, l'existence
d'un ulcère, inclinent à croire que la forme grave
du syndrome de Reichmann, celle où la quantité
de liquide à jeun dépasse 250 gr., appartient à
l'ulcère qu'elle accompagnerait toujours.

Le *cancer* peut être confondu, soit avec certaines hypersécrétions anciennes, s'accompagnant

d'amaigrissement marqué, soit avec la forme grave de la dyspepsie nerveuse et motrice. L'examen clinique peut, souvent, suffire à permettre le diagnostic. Dans l'hypersécrétion, quel que soit l'amaigrissement, l'anémie est généralement moins profonde : les douleurs sont plus vives ; enfin, la maladie ne donne lieu à ces symptômes que lorsqu'elle est ancienne ; or, nous savons que le cancer ne dépasse guère 18 mois ou 2 ans. Il est vrai qu'on peut se demander, en présence d'antécédents d'hyperchlorhydrie nette, si on ne se trouve pas en présence d'un cancer succédant à un ulcère ; mais, ce qui distingue surtout le cancer, c'est la marche progressive de la cachexie, tandis qu'en cas de syndrome de Reichmann, la maladie présente des alternatives d'aggravation et d'améliorations notables. C'est à dessein que nous ne parlerons pas des hématémèses, celles du cancer sont peu abondantes ; ce sont de simples vomissements marc de café, or, il n'est pas rare de trouver, dans le liquide vomi par les malades atteints d'une hypersécrétion ancienne, du sang noirâtre, en plus ou moins grande abondance ; or la question de l'origine de ces liquides résiduels hématiques n'est pas encore élucidée complètement ; la présence du sang peut être attribuée aussi bien à un ulcère latent, ou à l'hypersécrétion elle-même, qu'à un néoplasme.

En cas de dyspepsie nerveuse grave, avec atonie musculaire et dilatation, le diagnostic sera encore plus difficile, le malade pouvant avoir une cachexie aussi prononcée qu'en cas de cancer, et présentant souvent un teint terreux, jaunâtre, res-

semblant beaucoup à cette teinte jaune paille que
l'on a donnée comme l'une des caractéristiques de
l'anémie cancéreuse. Dans les deux cas, la marche
de la cachexie est continue et progressive; le diagnostic se fera par la constatation d'un ensemble
de nuances; les malades atteints de dyspepsie nerveuse et atone vomissent peu, les cancéreux vomissent bien davantage; la dyspepsie nerveuse
appartient plutôt à de jeunes sujets ou à des adultes surmenés, névropathiques, le cancer survenant
plutôt après 40 ou 50 ans; enfin, si le diagnostic
demeure, malgré tout hésitant, on peut essayer
l'influence d'un traitement dirigé contre l'état
névropathique et l'atonie gastrique; si on obtient
une amélioration notable, le diagnostic de cancer
peut être écarté.

L'analyse chimique du suc gastrique est non
moins importante. En cas de syndrome de Reichmann ancien, elle permet ordinairement de faire
le diagnostic, en révélant une hyperchlorhydrie
manifeste; mais il faut bien savoir que, d'une
part, on a vu, parfois, le cancer survenir chez des
hyperchlorhydriques et que, d'autre part, lorsque
le syndrome de Reichmann est ancien, le chimisme stomacal peut redevenir normal, ou même
tomber au-dessous de la normale par suite, comme
nous le verrons bientôt, de l'atrophie glandulaire,
qui succède naturellement à leur hypertrophie.

En cas de dyspepsie nerveuse, le chimisme peut
être normal, ou hyperchlorhydrique; le plus souvent on trouve de l'hypochlorhydrie manifeste, ce
qui, nous le verrons, est aussi la règle dans le
cancer. Pour M. Boas, le cancer se distinguerait;

dans tous les cas où il coexiste avec de l'hypochlor-hydrie, par une proportion particulièrement forte d'acide lactique ; en cas de dyspepsie nerveuse, avec atonie musculaire prononcée, il existe des fermentations en quantité exagérée, mais il est bien rare que la quantité d'acide lactique soit aussi grande que dans le cancer. Aussi, la constatation d'une forte proportion d'acide lactique est-elle, sinon pathognomonique du cancer, du moins de nature à faire naître de très fortes présomptions en faveur de cette affection.

Reste la *sténose du pylore*. Nous verrons qu'elle cause une forte dilatation de l'estomac, d'où la production fréquente de fermentations, et l'existence de vomissements abondants, avec amaigrissement prononcé. Les symptômes offrent donc la plus grande ressemblance avec le tableau clinique du syndrome de Reichmann ou de la dyspepsie sensitivo-motrice grave. Mais la sténose du pylore présente un certain nombre de caractères spéciaux, nous ne parlerons pas de ces cas où la constatation d'une tumeur pylorique tranche la question ; dans les cas douteux, il faut toujours rechercher les deux grands symptômes de la sténose du pylore, l'existence de contractions péristaltiques visibles, et la présence, dans les vomissements, de gros morceaux d'aliments, ingérés la veille ou l'avant-veille ; ce dernier caractère n'appartient guère qu'à la sténose ; quant aux contractions péristaltiques visibles, on les a signalées dans le syndrome de Reichmann ; elles pourraient même s'y montrer au même degré de netteté que dans la sténose, mais ces faits sont rares, et ce symptôme doit, à peu près toujours, être rapporté à la sténose du pylore.

L'examen des vomissements peut encore fournir un précieux élément de diagnostic. On sait avec quelle facilité la bile reflue dans l'estomac, lorsque les vomissements prennent quelque importance ; dans les cas de syndrome de Reichmann très prononcé, avec intolérance gastrique, pouvant faire croire à un obstacle mécanique, les vomissements sont très souvent teintés de bile, ce qui, on le conçoit aisément, ne saurait exister en cas de sténose pylorique.

L'analyse chimique du suc gastrique ne saurait aider au diagnostic, puisque tous les états ont été notés en cas de sténose pylorique.

## § 3. — ANATOMIE PATHOLOGIQUE

**1° Lésions macroscopiques.** — On trouve ordinairement un certain degré de dilatation, surtout dans l'hypersécrétion ancienne, et dans la forme grave de la dyspepsie nerveuse. Cette dilatation, toutefois, n'atteint que rarement les dimensions énormes qu'elle peut acquérir lorsqu'il existe un rétrécissement du pylore ; il est tout à fait exceptionnel de ne trouver dans un estomac très dilaté que des lésions inflammatoires.

D'autres fois, au contraire, l'estomac est de volume normal, ou même petit ; cela peut même s'observer quelquefois en cas d'hypersécrétion sans stase, lorsque les vomissements sont très fréquents et que le malade arrive à évacuer complètement le contenu de son estomac.

D'une manière générale, le volume de l'estomac est en raison inverse de la fréquence et de l'abondance des vomissements; il n'y a pas de dilatation toutes les fois qu'il n'y a pas de stase et que la motricité n'est pas affaiblie.

L'état des diverses tuniques de l'estomac présente de nombreuses variations :

La *muqueuse*, au lieu d'être finement granuleuse et comme chagrinée, ce qui est son aspect normal, peut se présenter sous deux états.

L'*état mamelonné*, décrit par Louis, est caractérisé par la présence dans tout l'estomac, sauf dans la région pylorique, de nombreuses petites saillies grosses comme des têtes d'épingle, séparées par des sillons bien nets : ces saillies indiquent le développement exagéré du tissu conjonctif interglandulaire, les dépressions sont constituées par les entonnoirs glandulaires agrandis.

L'*état lisse* se définit de lui-même : la muqueuse présente une surface lisse sans plis ni élevures, les orifices glandulaires ne sont pas visibles.

On peut, dans l'un ou l'autre cas, trouver des érosions ou des ulcérations dont nous dirons quelques mots en faisant l'étude anatomique de l'ulcère.

L'épaisseur de la muqueuse est, ordinairement, augmentée, lorsqu'on constate l'état mamelonné; l'état lisse s'accompagne, ordinairement, d'un amincissement, parfois extrême.

Les *muscles* peuvent être atrophiés ou hypertrophiés, ces lésions sont ordinairement parallèles à celles de la muqueuse.

**2° Lésions microscopiques.** — Les lésions de la

muqueuse sont les plus intéressantes; elles se présentent sous deux aspects différents :

*a)* **Gastrite hyperpeptique.** — Cette forme peut être [ainsi appelée pour deux raisons : elle existe d'ordinaire chez les malades atteints d'hyperchlorhydrie, et surtout d'hypersécrétion; de plus, elle est caractérisée par le développement exagéré des glandes auxquelles on attribue généralement la sécrétion chlorhydropeptique, c'est-à-dire des glandes qui occupent la grosse tubérosité de l'estomac.

La lésion caractéristique est donc l'hypertrophie des glandes chlorhydropeptiques. Les tubes glandulaires sont augmentés de volume; ils semblent plus larges que normalement; ils sont aussi plus longs : bien que la muqueuse soit souvent considérablement hypertrophiée, le fond des culs-de-sac glandulaires se trouve tout contre la sous-muqueuse, parfois même, le tube glandulaire, n'ayant plus assez de place pour s'allonger, se pelotonne sur lui-même, et forme une ébauche de glomérule. Souvent aussi il semble qu'il y ait hypergénèse, tellement les glandes sont nombreuses, et tassées les unes contre les autres.

Les cellules glandulaires, prises individuellement, sont, elles aussi, plus volumineuses qu'à l'état normal, et d'aspect ordinairement plus foncé, plus granuleux. Souvent, la lumière du tube est difficile à reconnaître, remplie qu'elle est par la saillie exagérée des cellules principales, mais, ce qui est surtout intéressant, c'est l'énorme hypertrophie et l'augmentation de nombre, que présentent, d'ordinaire, les cellules bordantes. Elles sont, souvent, plus volumineuses que normalement, et forment, à l'extérieur du tube glandulaire, une saillie bien plus considérable ; aussi, l'aspect bosselé que présentent, à l'état normal, les glandes chlorhydropeptiques est-il particulièrement net en cas de gastrite hyperpeptique. Il semble également que leur protoplasma soit encore plus foncé et plus granuleux qu'à l'état normal ; l'affinité qu'ont ces cellules pour les matières colorantes paraît, de même, augmentée. Enfin, l'activité des deux ordres de cellules est rendue manifeste par l'existence de vacuoles particulièrement nombreuses, remplies de liquide ; les cellules bordantes peuvent ressembler à de véritables éponges ; quant aux cellules principales, on les voit parfois transformées entièrement en une grande vacuole ; le corps protoplasmique tout entier est distendu par du liquide et semble prêt à éclater. Cet aspect est analogue à celui de toutes les glandes, en train de sécréter.

Contrairement aux glandes chlorhydropeptiques, les glandes de la région pylorique peuvent rester parfaitement normales. Mais souvent, aussi, comme l'a montré M. Hayem, les glandes chlorhydropeptiques envahissent l'estomac tout entier et se montrent presque jusqu'au pylore, là où, normalement, il n'en existe, pour ainsi dire, pas ; on ne peut, actuellement, dire s'il s'agit d'une néoformation véritable, ou bien de la transformation simple des glandes de la région pylorique, en glandes chlorhydropeptiques.

L'épithélium de revêtement ne semble pas présenter de lésions spéciales ; on a signalé l'activité

plus grande des processus qui aboutissent à la
transformation caliciforme ; la seule chose intéressante est l'envahissement possible du tube
excréteur des glandes chlorhydro peptiques par les
deux ordres de cellules qui caractérisent la por-

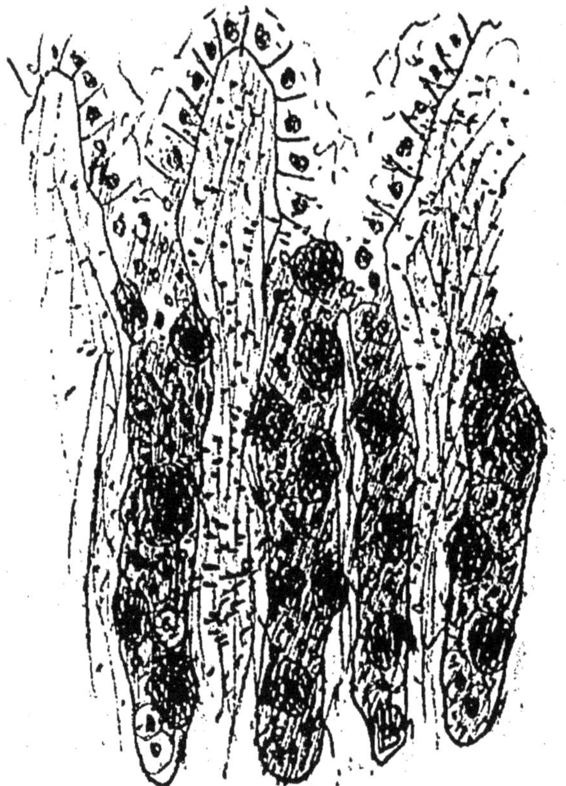

Fig. 13. — Gastrite hyperpeptique.

tion secrétante ; elles viennent alors se substituer
aux cellules muqueuses qui tapissent normalement
le tube excréteur (fig. 13).

Le tissu conjonctif est altéré de façons diverses :
tantôt il ne prend qu'une faible part à l'inflam-

mation, qui est surtout glandulaire : M. Hayem appelle cette variété *gastrite hyperpeptique pure;* c'est alors qu'on voit les tubes glandulaires tassés les uns contre les autres, le tissu conjonctif qui les sépare se trouvant réduit à sa plus simple expression. D'autres fois, au contraire, l'inflammation porte à la fois sur les glandes et sur le tissu conjonctif : c'est la *gastrite mixte* de M. Hayem : le tissu conjonctif s'hypertrophie d'abord; entre les glandes, on trouve un stroma plus dense, avec des faisceaux conjonctifs plus volumineux et des cellules plus nombreuses; à la superficie, ce tissu hypertrophié soulève l'épithélium de revêtement, et donne lieu aux petites saillies multiples de l'état mamelonné; en divers endroits, on trouve des amas de cellules rondes, abondantes surtout autour des follicules clos; ce sont des *nodules inflammatoires,* suivant l'expression courante : nous verrons, en discutant la pathogénie de l'ulcère, qu'on leur a attribué récemment un rôle fort important, dans la production de la perte de substance. Enfin, plus tard, lorsque l'inflammation est ancienne, le tissu conjonctif tend à devenir fibreux; c'est là un des éléments de l'atrophie terminale, les glandes sont étouffées, fragmentées par ce tissu fibreux; on passe alors à la deuxième forme de la gastrite chronique.

L'état des vaisseaux sanguins est variable, comme les tissus qu'ils doivent irriguer; l'hypertrophie et l'hypergénèse glandulaire sont-elles très intenses, la réaction inflammatoire du tissu conjonctif est-elle bien marquée, les vaisseaux sont dilatés, la muqueuse est congestionnée : il existe une diapédèse abondante. Au contraire, une fois la réaction inflammatoire apaisée, lorsque le tissu conjonctif redevient adulte, et que les glandes tendent à l'atrophie, la vascularisation devient bien moins riche ; comme les glandes, les vaisseaux sanguins sont étouffés dans le tissu de sclérose.

*b*) **Gastrite atrophique**. — Macroscopiquement elle est déjà caractérisée par l'état lisse, et l'amincissement de la muqueuse. Au microscope, on peut constater que cette atrophie est généralisée, et intéresse aussi bien les glandes que le tissu conjonctif. Les glandes sont petites, moins larges que d'habitude, elles deviennent aussi plus rares, les cellules glandulaires sont ratatinées et tendent à un type unique, si bien qu'on ne reconnaît plus les cellules bordantes des cellules principales. — Leur protoplasme tend à devenir moins net, se colore moins bien, le noyau se ratatine ; enfin, les tubes glandulaires sont dissous par le tissu conjonctif, fragmentés inégalement, et finissent par perdre toute orientation. Le tissu conjonctif tend à devenir du tissu de sclérose, avec atrophie plus ou moins marquée des vaisseaux sanguins (fig. 14).

A ce moment les glandes présentent parfois une modification intéressante ; c'est la transformation muqueuse de l'épithélium glandulaire (fig. 15) qui tend à devenir analogue à l'épithélium de revêtement. Cette transformation est expliquée de différentes façons : les uns admettent qu'elle se fait aux dépens des anciennes glandes. M. Hayem pense, au contraire, que les glandes primitives ont complètement disparu, et que les glandes à épithélium

muqueux, qui les remplacent, sont de véritables
néoformations, résultant d'invaginations de l'épithélium de revêtement. En fait, on constate, d'ordinaire, que les glandes muqueuses n'existent que

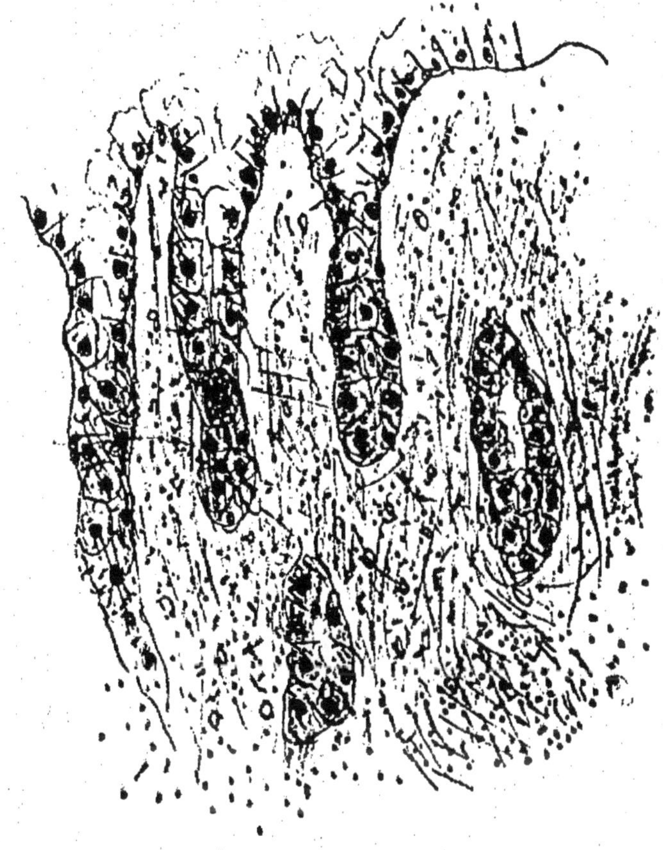

Fig. 14. — Gastrite atrophique.

dans la partie supérieure de la muqueuse ; ce sont
généralement de simples invaginations et non des
glandes à proprement parler ; enfin, dans la partie
profonde de la muqueuse, on peut retrouver des

vestiges plus ou moins nets des anciennes glandes
chlorhydropeptiques (fig. 15).

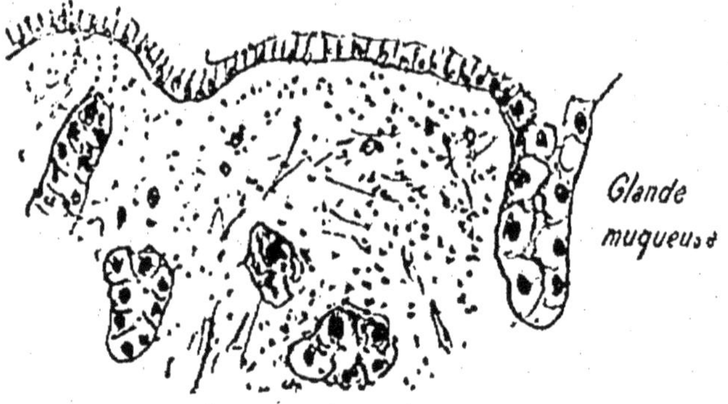



Fig. 15. — Gastrite atrophique, transformation muqueuse.

Lorsque l'atrophie de la muqueuse a atteint son
maximum, on ne trouve plus trace de glandes, la
muqueuse n'est plus représentée que par une couche mince de tissu fibreux, traversée par quelques
vaisseaux sanguins, et recouvert par l'épithélium
de revêtement (fig. 16).

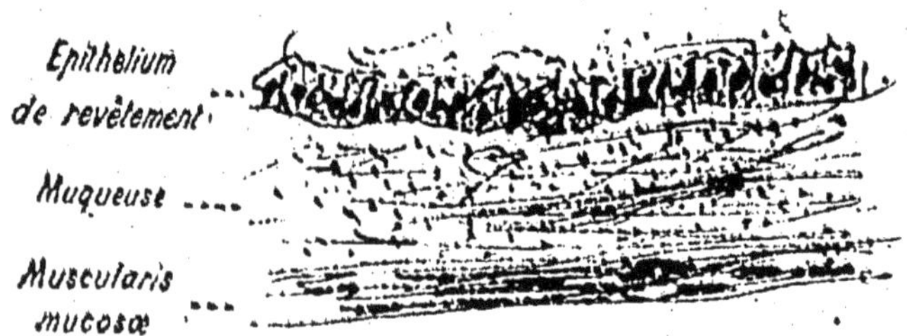



Fig. 16. — Gastrite atrophique, processus ultime.

En somme, voici quelle semble être la marche
des lésions : tout d'abord, se produit une réaction
inflammatoire, se traduisant par les lésions de la
gastrite hyperpeptique ; à cette phase de réactions,
succède une phase de dégénérescence épithéliale,

avec retour de tissu conjonctif à l'état adulte, puis sclérose aboutissant à l'atrophie terminale.

M. Hayem décrit de nombreuses variétés anatomiques, basées sur la participation plus ou moins intense du tissu conjonctif, à l'inflammation, et sur l'état des diverses cellules. Mais, comme il le dit lui-même, ce sont là de simples nuances; ajoutons qu'il ne s'agit pas de lésions *systématisées*, mais de lésions inflammatoires, dont, par conséquent, l'aspect et la marche sont essentiellement irréguliers; on constate souvent, sur le même estomac, les deux formes de gastrite hypertrophique et atrophique; à certains endroits, les lésions sont encore au premier stade, alors qu'à d'autres l'atrophie peut être complète. On ne saurait donc établir des divisions suivant la simple prédominance de tel ou tel processus, prédominance dont la loi nous échappe, et qui ne semble réglée que par le hasard.

M. Hayem décrit, en outre, un grand nombre d'états différents des cellules glandulaires. Nous les avons, chemin faisant, indiqués à peu près tous, sauf l'état grenu et l'état translucide que M. Hayem attribue à la gastrite éthylique, et surtout à l'absinthisme, à moins que ce ne soient de simples lésions cadavériques.

## § 4.—ÉTIOLOGIE, PATHOGÉNIE

Nous devons répondre ici à deux questions: quels sont les agents susceptibles de produire une inflammation chronique de l'estomac? Comment peut-on comprendre leur mode d'action, c'est-à-dire quelle est la genèse des symptômes et des lésions?

**1° Causes des inflammations et intoxications chroniques.** — Elles sont de même ordre que celles des gastrites aiguës, mais à doses moindres et plus prolongées; d'où la marche chronique de la maladie. On peut les ranger sous deux chefs.

*a)* Ingestion par la bouche de substances irritantes, elles peuvent avoir simplement une action mécanique due à leur volume, à leur consistance, à leur abondance, enfin, à la durée de leur séjour dans l'estomac; souvent ce sont des substances agressives, ou même toxiques;

*b)* Présence dans l'estomac de différents germes pathogènes.

*a)* **Ingesta.** — Ils peuvent agir d'une façon *mécanique:* souvent, on ne trouve d'autre cause à la gastropathie qu'une mastication insuffisante. Nombre de malades, pressés par leurs occupations, mangent le plus vite possible, et ne prennent pas la peine de mâcher et d'insaliver suffisamment leurs aliments; ceux-ci, déglutis à l'état de bols volumineux et durs, séjournent longtemps dans l'estomac, parce que leur volume empêche l'imbibition rapide par le suc gastrique; d'autre part, leur présence amène une sécrétion prolongée, d'où fatigue et irritation de l'estomac. Souvent, en pareil cas, le malade avale par mégarde des corps durs, noyaux de fruits, arêtes de poisson, fragment d'os, qui, au cours du brassage des aliments par les contractions musculaires de l'estomac, pourront irriter, par leurs aspérités, la muqueuse, et même, quelquefois, y produire des érosions. D'autres fois, l'insuffisance de la mastication n'est pas imputable au malade, mais au mauvais état des dents. C'est là un facteur important qu'il ne faut jamais négliger.

D'autres fois, ce n'est pas la division insuffisante des aliments qu'il faut incriminer, mais leur quantité exagérée. Beaucoup de gens mangent ou boivent trop ; ils surchargent à chaque repas leur estomac, aussi les digestions sont-elles lentes et pénibles. Il est évident qu'en pareil cas se produit un état de congestion qui tend à devenir permanent ; l'excitation glandulaire tend à devenir continue : c'est le premier pas vers la gastrite.

Les mêmes phénomènes se produisent lorsque les repas sont trop nombreux, et que les digestions deviennent subintrantes ou bien lorsque les repas se font à toute heure, sans aucune règle ; l'estomac n'a plus alors un repos suffisant, ses tuniques tendent à s'enflammer.

Enfin, l'action néfaste des ingesta peut être due à leur qualité. Depuis longtemps on sait que certains aliments sont faciles à digérer, tandis que d'autres sont indigestes : les substances trop grossières, les mets mal préparés rentrent dans cette dernière catégorie. Signalons surtout comme nuisible l'abus des végétaux ; on sait combien lente est la digestion des herbivores, et les dimensions que présente leur estomac ; un régime exclusivement végétarien appliqué à l'homme tend à encombrer l'estomac de matériaux amylacés, inattaquables par le suc gastrique, et qui surchargent inutilement l'organe ; d'autre part, la quantité d'aliments nécessaires à la vie est alors bien plus considérable qu'avec un régime mixte et bien composé. De même, une quantité exagérée de graisses amène une congestion marquée de l'estomac; l'excès de sel gêne le travail digestif par concentration du milieu.

Mais, ce qu'il faut surtout redouter, c'est l'action *agressive* ou même *toxique* qu'ont certaines substances vis-à-vis de l'estomac. Ainsi agissent les épices, les condiments, et, surtout, les *alcools* et les *essences*. Ce sont là deux facteurs de gastrite dont l'action est trop connue et trop répandue pour que nous insistions. Signalons aussi les fâcheux effets du tabagisme, surtout chez les chiqueurs, les fumeurs qui mâchent le bout de leurs cigares; enfin, chez ceux qui usent de tabac à priser et qui en introduisent constamment des parcelles dans l'estomac, avec la salive; or le jus du tabac est essentiellement irritant.

Certains médicaments ont une action irritante encore plus marquée; signalons, avant tout, la créosote, les iodures, les sels de fer, le quinquina, etc., nombre de médicaments dont on bourre les anémiques pour leur « ouvrir l'appétit » n'ont, trop souvent, d'autre résultat que de leur irriter inutilement l'estomac. La gastrite médicamenteuse est surtout fréquente au cours de la tuberculose pulmonaire chronique, les malheureux patients sont suralimentés, et en même temps gavés de médicaments divers, dont l'action est souvent dangereuse, pour l'estomac tout au moins.

D'autres intoxications sont professionnelles, comme celles par le plomb, le phosphore.

Enfin, il ne faut pas oublier que certaines

substances irritantes , introduites dans l'organisme, par une autre voie que l'estomac, peuvent quand même exercer leur action nuisible sur cet organe. Il suffit, pour s'en convaincre, de se rappeler quelle est la part de l'estomac dans les empoisonnements du sang, par exemple dans l'urémie.

*b*) **Infections.** — On connaît encore fort mal le rôle des infections dans la génèse des gastrites chroniques. Un certain nombre de malades font remonter le début de leur maladie d'estomac à une maladie infectieuse, fièvre typhoïde, grippe, etc., mais il est actuellement bien difficile de préciser le début de l'origine des lésions. Un certain nombre d'auteurs ont rencontré divers microbes dans l'estomac, nous verrons, en traitant de la pathogénie de l'ulcère qu'on attribue une certaine importance aux infections : il est vraisemblable de penser que, dans l'estomac comme ailleurs, les microbes peuvent, (outre ( les inflammations aiguës qu'ils déterminent, produire aussi des inflammations chroniques. Toutes ces raisons conduisent à penser que l'infection doit être un facteur fort important de gastrite chronique, mais on ne saurait actuellement aller plus loin, et définir plus nettement son action.

Toutes ces causes d'irritation agissent plus efficacement chez les prédisposés soit par leur état diathésique, soit par leur genre de vie.

La constitution du sujet est fort importante. Sans aller jusqu'à dire que la gastrite est héréditaire, on peut dire qu'il existe des familles où les dyspepsies sont particulièrement fréquentes. Nous

verrons que le degré de nervosisme prédispose
fortement aux troubles de la sensibilité, et, peut-
être, à certaines viciations des autres fonctions de
l'estomac. L'hygiène, les conditions sociales ont
aussi une certaine importance. Enfin, les gens
sédentaires, ceux qui, aussitôt après les repas, s'a-
donnent à un travail intellectuel, peuvent avoir
plus aisément que d'autres des embarras gastriques, qui favoriseront le développement d'une inflammation chronique. Quant aux professions, les
unes agissent par l'hygiène défectueuse qu'elles
entraînent, par les intoxications qui en résultent;
enfin, en créant une prédisposition à l'alcoolisme;
certaines exposent à de fréquents traumatismes de
la région épigastrique, comme le métier de cordon-
nier, etc.

Signalons enfin l'influence néfaste du corset, du
ceinturon, etc., en général, d'une constriction prolongée de la ceinture; elle est une cause d'irrita-
tions répétées, qui peuvent se répercuter sur l'estomac.

**2° Genèse des éléments de la maladie en par-
ticulier. — *a*) Troubles de la sécrétion. —**
Nous avons vu que l'analyse du suc gastrique le
montre tantôt plus riche, tantôt plus pauvre en
éléments chlorés; d'autre part, nous avons décrit
deux types principaux des lésions glandulaires;
elles sont hypertrophiées dans la gastrite hyperpeptique, et peuvent disparaître presque complètement dans la gastrite atrophique. Il est bien
évident que l'état de la sécrétion est, dans une
certaine mesure, subordonné à celui de la mu-

queuse ; pour que le suc gastrique soit plus actif que normalement, il faut que les glandes soient, tout au moins, en l'état normal ; jamais on ne rencontre l'hyperchlorhydrie coïncidante avec l'atrophie glandulaire. Pratiquement, en cas d'hyperchlorhydrie bien marquée et ancienne, il est de règle de trouver à l'autopsie une gastrite hyperpeptique ; en cas d'hypochlorhydrie habituelle, on constate d'ordinaire une gastrite atrophique. Mais, peut-on, dire avec M. Hayem, que toujours l'état de la sécrétion est commandé par les lésions de la muqueuse, et qu'à des types chimiques correspondent des types anatomiques ? La question est actuellement fort discutée ; nous allons exposer les deux objections principales qui ont été faites à cette manière de voir :

1º Tout d'abord, au début de la maladie, l'hyperchlorhydrie ne pourrait-elle déjà exister alors que les lésions ne sont pas encore constituées ? M. Robin estime que la lésion est précédée d'un simple trouble fonctionnel, qui la provoque ; la plupart des auteurs admettent que l'irritation produit tout d'abord une simple excitation fonctionnelle ; les lésions n'apparaissent que si cette excitation se prolonge.

Il en est de même pour l'hypersécrétion ; nombre d'auteurs, parmi lesquels MM. Rügel et G. Sée, admettent qu'elle peut, au début, être purement nerveuse, et qu'une phase de simple exagération fonctionnelle peut précéder l'apparition des lésions.

2º L'anatomie pathologique nous enseigne que les lésions débutent par une phase de réaction inflammatoire, de gastrite hyperpeptique, pour aboutir ensuite à l'atrophie. Est-ce à dire que l'hyperchlorhydrie doive toujours précéder l'hypochlorhydrie ? Dans bien des cas, celle-ci semble primitive ; chez de jeunes sujets, par exemple, dès l'apparition des premiers symptômes, l'analyse chimique montre parfois une hypochlorhydrie manifeste. D'après M. Hayem, cette hypochlorhydrie ne serait primitive qu'en apparence ; il y aurait toujours auparavant une phase d'irritation qui peut demeurer latente, mais n'en existe pas moins ; on pourrait s'en convaincre par l'examen du suc gastrique fait en temps opportun.

Il est évident qu'il faut tenir grand compte des variations individuelles ; tel réagira fortement, et aura, tout d'abord, une hyperchlorhydrie considérable, tel autre ne réagira que peu, la phase d'hyperchlorhydrie se réduit alors au minimum ; presque d'emblée, l'inflammation aboutit à la dégénérescence et à l'atrophie glandulaire. Cette manière de voir permet de comprendre certains faits, mais il est fort possible qu'il y ait des hypochlorhydries primitives : il faudrait, pour trancher la question, que des séries d'analyses faites sur des individus bien portants et observés pendant un temps suffisant vienne montrer si l'hyperchlorhydrie précède toujours l'hypochlorhydrie.

*b) Troubles de la motilité.* — D'après M. Hayem, l'état de la fonction motrice serait réglé par celui de la sécrétion. Nous avons vu, dans notre première partie, qu'en effet l'hyperchlorhydrie s'accompagne souvent d'hypertrophie musculaire et d'évacuation plus rapide de l'estomac (voir p. 18). En cas de syndrome de Reichmann, on observe souvent la dilatation de l'estomac avec atonie musculaire; pour M. Hayem, la dilatation serait, tout d'abord, liée à l'hypertrophie de l'organe, dont la cavité grandirait en même temps que les parois; plus tard seulement surviendrait l'atonie, lorsque la musculature se fatigue sous l'influence de l'excès prolongé de travail qui lui est imposé.

On a expliqué de plusieurs manières cette fatigue musculaire : elle serait due, pour beaucoup d'auteurs, à la stase alimentaire qui produirait un certain degré de sténose du pylore, par abaissement de l'estomac, coudure du pylore, tiraillements exagérés. Pour d'autres, au contraire, la stase gastrique, la fatigue musculaire et la dilatation qui en résultent seraient dues à un spasme du pylore irrité par un suc gastrique trop acide. Ce spasme serait un véritable phénomène de défense et aurait pour résultat de soustraire l'intestin à l'irritation que pourrait produire ce liquide. Hirsch a pu constater expérimentalement l'existence de ce spasme, de la manière suivante. Il pratiquait une fistule duodénale à un chien, lui faisait ingérer une certaine quantité d'eau et notait le temps nécessaire à l'évacuation de l'estomac. Puis il lui donnait à boire la même quantité d'eau, mais acidulée, et constatait que l'évacuation était ralentie, et que ce ralentissement était dû à un spasme. Nous avons déjà dit que, dans plusieurs cas, le syndrome de Reichmann existait, avec un certain degré de dilatation, sans sténose organique du pylore; dans ces cas, la dilatation a été attribuée à une contraction du pylore, analogue à celles qu'on observe ailleurs, chez des hystériques, par exemple.

Enfin, souvent, la dilatation, dans le syndrôme de Reichmann, relève d'un obstacle mécanique. MM. Mathieu et Hayem ont, constamment, dans les cas de grande dilatation, trouvé un ulcus au pylore même, ou dans son voisinage immédiat; lorsque la dilatation est moindre, l'ulcus manque souvent; M. Hayem suppose alors une sténose sous-pylorique, M. Mathieu admet l'absence possible d'obstacle mécanique.

Comment expliquer les cas de dilatation, avec atonie musculaire et hypochlorhydrie? M. Hayem pense qu'on se trouve alors en présence de gastrites hyperpeptiques anciennes, où la dilatation et l'atonie contemporaine de la première phase ont persisté, alors que la muqueuse s'atrophiait : M. Mathieu et nombre d'auteurs admettent l'existence d'une dilatation atonique primitive; la question est encore pendante, et ne saurait être tranchée tant qu'on n'aura pas observé le début de la maladie, longtemps avant l'apparition des premiers troubles, et suivi suffisamment les malades depuis cette époque.

c) **Troubles de la sensibilité.** — Les douleurs sont dues souvent à des altérations de la sécrétion comme celles de l'hyperacidité, ou de la motricité, ou bien les malaises qui accompagnent le développement excessif de fermentation. Mais le degré des sensations douloureuses est surtout réglé par le nervosisme du sujet : voilà pourquoi de grands hyperchlorhydriques peuvent n'éprouver aucun malaise, tandis que des névropathes souffriront même avec un chimisme normal, et des fermentations peu abondantes. L'apparition des douleurs peut être consécutive à une émotion, un choc moral quelconque; cette influence du nervosisme montre pourquoi les anesthésiques de l'estomac peuvent, si souvent, avoir d'heureux effets sur les douleurs.

Remarquons, en terminant, que le système nerveux peut, outre la sensibilité, régir, dans une certaine mesure, les fonctions motrice et sécrétoire. Nous avons vu que l'hyperchlorhydrie peut être, tout d'abord, simplement fonctionnelle; une fois la lésion constituée, les variations journalières de la sécrétion peuvent s'expliquer aussi bien par l'action variable du système nerveux, que par des poussées subaiguës de gastrite, comme le veut M. Hayem. Enfin, si on admet la possibilité d'une atonie musculaire primitive, on conçoit l'importance du rôle que l'on attribue, par ce fait même, au système nerveux, comme facteur des troubles moteurs.

## § 5. — MARCHE ET PRONOSTIC

Les considérations qui précèdent montrent qu'on ne connaît pas encore exactement la marche des inflammations chroniques. On ne sait pas, de façon certaine, comment débute la gastrite hyperpeptique; il est impossible de préciser à quel moment l'estomac commence à devenir malade. La même obscurité s'étend à ce qui concerne le mode de début des hypochlorhydries et des atonies qui n'ont pas été précédées d'une phase d'hyperchlorhydrie nette : aussi, ne saurait-on dire, même approximativement, quelle peut être la durée de la maladie.

Par contre, une fois les troubles cliniques établis, on connaît mieux leur évolution.

L'hyperchlorhydrie, abandonnée à elle-même, reste rarement stationnaire; elle s'aggrave plus ou moins vite, et finit, tôt ou tard, par aboutir à l'hypersécrétion. Une fois le syndrôme de Reichmann constitué, les malades peuvent se diviser en deux groupes principaux : les uns font très vite de la stase considérable : on trouve bientôt une grande dilatation ; les fermentations peuvent, alors, grâce à la stagnation des aliments, prendre un développement tout à fait exagéré, et occasionner des symptômes, qui viennent modifier le tableau clinique ; c'est alors qu'on voit le malade maigrir, devenir de plus en plus nerveux, irritable; parfois, même, on voit apparaître une neurasthénie progressive, qui vient compliquer le tableau symptomatique. Au contraire, les malades de la seconde catégorie n'ont que peu de stase; leur estomac garde son volume normal, ou ne se dilate que modérément ; cela peut tenir à deux causes différentes : ou bien l'hypersécrétion et la stase sont, en réalité, médiocres; on a affaire à la forme atténuée du syndrôme de Reichmann : le sondage de l'estomac opéré le matin, à jeun, ne permet d'extraire qu'une faible quantité de liquide, inférieure à 150 ou 200 centimètres cubes; d'autres fois, au contraire, l'hypersécrétion est considérable, mais le liquide secrété n'a pas le temps de s'accumuler dans l'estomac, à cause de la fréquence des vomissements, les malades vomissant à chaque crise douloureuse, plusieurs fois par jour; quelques-uns d'entre eux disent même qu'ils vomissent plus qu'ils n'ingèrent, ce qui montre la réalité de l'hypersécrétion.

L'expérience montre que cette distinction offre un réel intérêt; les malades qui ont une hypersécrétion considérable, surtout lorsque la stase et la dilatation atteignent un certain degré, présentent, tôt ou tard, des symptômes d'ulcère; lorsque celui-ci demeure latent pendant la vie, on le trouve à l'autopsie; au contraire, cette complication semble moins à craindre, au moins momentanément, lorsqu'on se trouve en présence de la forme atténuée du syndrome de Reichmann. On voit donc combien différente est la gravité de l'affection dans les deux cas.

Ceci posé, dans quelle mesure peut-on espérer guérir les hyperchlorhydriques? Il y aurait grand intérêt, évidemment, à pouvoir reconnaître l'existence et le degré des lésions; en cas de lésion bien avérée et déjà ancienne, on ne peut certainement espérer de guérison; comment faire rétrocéder une sclérose? Malheureusement, on ne possède actuellement aucun moyen infaillible de faire ce diagnostic; cependant, l'examen du malade, et surtout l'analyse chimique du suc gastrique fournissent de précieux renseignements. On sait qu'un syndrome de Reichmann bien nettement caractérisé ne va pas sans les lésions de la gastrite hyperpeptique; lorsqu'en comparant les résultats obtenus à intervalles suffisants, on constate une diminution progressive et permanente de l'hyperchlorhydrie et de l'hypersécrétion, c'est que les lésions ont dépassé la phase de réaction, et que la dégénérescence et l'atrophie glandulaire sont en voie d'évolution. Aussi, ne peut-on espérer guérir complètement des malades atteints de syndrôme de Reichmann ; tout ce qu'on peut faire, c'est pallier aux inconvénients qui résultent pour eux de leur affection gastrique. Il faut bien savoir que tant que l'ulcère et la sténose du pylore ne sont pas constitués, tant que l'atonie musculaire et la dilatation ne sont pas trop considérables, on peut espérer beaucoup du traitement ; les malades peuvent revenir, pour longtemps, à un état de santé très satisfaisant.

Le pronostic devient tout autre lorsqu'apparaissent les signes d'une sténose pylorique. Nous exposerons la marche que prend l'affection lorsque nous étudierons la sténose pylorique.

Lorsque l'hyperchlorhydrie est encore isolée, sans hypersécrétion notable, la guérison semble, dans certains cas, possible. Le traitement institué, et surtout une hygiène rigoureuse, peuvent, souvent, sinon guérir le malade, du moins, l'empêcher d'aller plus loin ; le pronostic est infiniment moins sévère que dans le cas précédent.

Arrivons maintenant aux dyspepsies nerveuses, avec ou sans atonie. On n'a, en général, pas à craindre de sténose pylorique ; aussi, le pronostic vital est-il moins mauvais qu'en cas de syndrôme de Reichmann grave ; faisons exception, toutefois, pour la forme grave de la dyspepsie nerveuse. On voit, souvent, les malades se cachectiser, et succomber d'inanition, ou bien être emportés par une infection intercurrente, parmi lesquelles la tuberculose pulmonaire est la 'plus à craindre. Mais, même dans ces cas, lorsqu'il est possible de remonter le système nerveux, on peut sortir les malades de cette pénible situation, et même les rendre à une santé parfaite. Il ne faudrait pas conclure de là que les dyspepsies nerveuses ou atones soient bénignes, et toujours aisément curables ; trop souvent, on reste des mois et des années avant d'obtenir une amélioration ; combien ne voit-on pas de ces malheureux courir de médecin en médecin, cherchant sans cesse le remède merveilleux qui doit les guérir ! Une fois les symptômes améliorés, tout n'est pas fini ; pour un rien, survient fréquemment une rechute ; les malades ne sont jamais qu'en équilibre instable ; jamais on n'est sûr que le retour à la santé soit, chez eux, définitif.

## § 6. — TRAITEMENT

Il doit, d'une manière générale, remplir deux ordres d'indications : faire disparaître les causes d'irritation, et combattre, dans la mesure du possible, les troubles divers que présentent les fonctions de l'estomac.

**1° Suppression des causes d'irritation de l'estomac.— Régime alimentaire des dyspeptiques.**

Nous avons vu que, le plus souvent, les inflammations et intoxications chroniques sont dues à un régime alimentaire défectueux, ou bien à l'ingestion de substances irritantes ou toxiques pour l'estomac. C'est pourquoi le *régime alimentaire* doit, toujours, occuper une place prépondérante dans le traitement des gastropathies chroniques, la réformation d'une mauvaise hygiène alimentaire suffit, souvent, à amener une amélioration notable et prolongée; cette action est, souvent, plus efficace que celle des médicaments.

Nous avons, également, insisté sur l'importance des causes prédisposantes à l'apparition des symptômes, et principalement, sur le rôle considérable que prend le système nerveux dans la genèse des symptômes ; dans le traitement des gastropathies chroniques, il ne faut donc jamais négliger d'examiner l'état du système nerveux, et de réduire au minimum la *névropathie*, lorqu'elle existe ; chez nombre de dyspeptiques nerveux, on réussit souvent mieux en traitant l'élément névropathique qu'en s'adressant uniquement à l'estomac.

Nous ne reviendrons pas sur les considérations générales déjà émises au sujet de la pathogénie. Il est entendu que les dyspeptiques doivent bien mâcher et manger lentement : ils doivent s'abstenir de l'usage des mets irritants, indigestes, trop épicés, mal préparés, ne pas commettre d'excès alcooliques. Ce n'est pas tout; il faut encore faire un choix parmi les aliments, indiquer à chaque malade lesquels sont nuisibles pour lui, et lui tracer un programme d'alimentation en rapport avec l'état de son estomac, et cependant contenant la quantité de substances albuminoïdes, de graisses, et d'hydrates de carbone, nécessaires pour l'entretien d'une bonne nutrition.

*a)* **Ration d'entretien.** — On peut ainsi fixer la *ration d'entretien* d'un homme adulte, bien

portant, et travaillant; son alimentation doit comprendre, par jour :

Substances albuminoïdes............... 120 gr.
Graisses............................. 50 —
Hydrates de carbone.................. 350 à 500 —

Il est donc nécessaire de retrouver au moins ces proportions, dans tout régime alimentaire.

*b)* **Régimes exclusifs.** — A l'état de santé, l'homme prend habituellement une alimentation mixte; on a proposé, dans les diverses gastropathies, des *régimes exclusifs*, c'est-à-dire des régimes d'où sont bannies toute une catégorie de substances alimentaires. On peut en reconnaître trois principaux : *régime lacté, régime carné, régime végétarien.* Nous allons voir quelles sont les indications et les défauts de chacun d'eux.

RÉGIME LACTÉ EXCLUSIF. — Il est aujourd'hui classique de prescrire le régime lacté exclusif, lorsqu'on veut imposer à l'estomac le moins de fatigue possible.

En effet, le lait est, par excellence, un aliment facile à digérer : il est, de plus, liquide, ce qui réduit au minimum la surcharge mécanique de l'estomac. Mais est-il suffisamment nutritif? M. Mathieu (1) s'exprime ainsi : « Si avec le lait de vache, on ordonne 4 litres par jour, ce qui représente une dose assez souvent usitée, on obtient :

Substances albuminoïdes.............. 200 gr.
Graisses............................. 100 —
Hydrates de carbone.................. 220 —

Il y a donc un notable excès de substances

_______

(1) Mathieu, *Thérapeutique des maladies de l'Estomac.*

azotées, un excès considérable de substances grasses, et un déficit marqué d'hydrates de carbone. C'est, avant tout, comme le dit G. Sée, un régime gras.

Avec 5 litres de lait, débarrassé des 2/3 de sa crème, il y « aurait encore un excès de graisses, et un déficit en hydrates de carbone. Le régime lacté pur ne peut donc être maintenu d'une façon prolongée chez un adulte et surtout chez un adulte qui travaille, à cause de la quantité énorme de liquide qu'il est obligé de prendre... Le régime lacté, en principe, ne doit donc être qu'un régime passager ».

On n'aura donc recours au régime lacté exclusif que lorsque son usage est sérieusement indiqué. C'est l'un des aliments les mieux tolérés par l'estomac : en outre, il est encore digéré même dans les cas d'hypochlorhydrie extrême, dans certains cancers, par exemple. On en conclut que la présure est l'un des éléments du suc gastrique, qui persistent le plus longtemps. Il est, d'ailleurs, fort possible que la digestion gastrique du lait se réduise à une simple coagulation.

Un certain nombre de malades ne peuvent souffrir le lait. Le plus souvent, ce dégoût est simplement psychique, et disparaît aisément, mais il faut bien savoir qu'il peut en être autrement. Dans certains cas, aussitôt après l'ingestion du lait, le malade accuse une sensation pénible à l'épigastre; parfois même, le lait est aussitôt rendu en gros grumeaux. Le fait s'observe chez des malades dont le suc gastrique présente une acidité exagérée; le lait, ingéré en grandes quantités, caille aussitôt et forme un coagulum volumineux, qui obstrue l'estomac. On évite aisément cet inconvénient, en recommandant au malade de prendre son lait par demi-verres espacés, et en y ajoutant une petite quantité d'eau de chaux, ou de sel de Vichy (une pincée par litre).

RÉGIME CARNÉ EXCLUSIF. — Il est avantageux chez certains hyperchlorhydriques. On sait, en effet, que les substances albuminoïdes sont l'un des meilleurs calmants des douleurs dues à l'hyperacidité du suc gastrique. D'autre part, la viande est bien digérée par un suc hyperacide, contrairement aux amylacés et aux féculents, qui stagnent alors dans l'estomac, et peuvent être une cause de stase et d'hypersécrétion.

Mais il existe, dans la viande, des parties inattaquables par le suc gastrique et dont il est, par conséquent, nécessaire de se débarrasser, si on veut éviter toute stase alimentaire. Ce sont les parties grasses, les tendons, les aponévroses, il faut donc recommander aux malades de ne prendre que de la viande de laquelle on aura enlevé toutes les parties blanches.

Il est, également, préférable, de faire prendre de la viande crue, ou à peine cuite, où la chaleur n'aura pas coagulé et durci les substances albuminoïdes. On choisit, en général, de la viande de mouton ou de cheval (pas de bœuf, par crainte de tænia) et on la fait hacher finement. Il est encore préférable de la faire râcler au couteau ; la division est alors plus parfaite. La viande crue se prend, en général, dans du bouillon froid ou tiède.

À la viande crue, on peut, utilement, substituer

les *poudres de viande* dont l'emploi est recommandé, surtout par M. Debove ; les avantages sont les suivants : la division est parfaite ; le volume nécessaire est minime (6 cuillerées à bouche par jour, dans du lait), enfin, la digestion est très facile. D'après M. Debove, l'excitation sécrétoire est tellement minime qu'il suffit d'alcaliniser légèrement la poudre de viande avec 1 à 3 grammes de bicarbonate par ingestion, pour la faire cesser complètement.

Voilà donc un aliment tout indiqué chez les malades atteints du syndrôme de Reichmann, particulièrement dans les formes graves, avec grande hypersécrétion et stase considérable. Chez ces malades, une évacuation quotidienne du contenu de l'estomac par la sonde, suivie d'un *gavage à la poudre de viande*, donne souvent d'excellents résultats. La manière de pratiquer le gavage est des plus simples. On délaie deux à trois cuillerées à bouche de poudre de viande dans 250 gr. de lait, en écrasant bien tous les grumeaux qui se forment, et on profite de l'introduction de la sonde, pour faire parvenir dans l'estomac, par le tube, la poudre de viande ; le gavage peut être répété deux fois par jour, ou une seule fois ; en ce cas, on force la dose de poudre de viande. Deux gavages ainsi faits, chaque jour, peuvent suffire à alimenter un adulte.

Mais, la poudre de viande, pas plus que la viande crue, n'est un aliment complet. Les hydrates de carbone font défaut encore plus que dans le lait, aussi est-on obligé de donner, en outre, aux malades, une certaine quantité d'hydrates de carbone.

Et c'est ici que gît la difficulté, puisque nous savons que, chez les hyperchlorhydriques, ce sont surtout les amylacés et les féculents qui peuvent être causes de stase.

Régime végétarien. — MM. Dujardin-Beaumetz et Bardet sont les principaux promoteurs de son emploi. Il peut rendre de grands services chez les hypochlorhydriques, dont le suc gastrique, affaibli, ne peut plus entamer les substances albuminoïdes. Les neurasthéniques qui ont usé d'une alimentation trop azotée, les artério-scléreux, les malades atteints de dyspepsie vague, avec troubles intestinaux, et constipation opiniâtre, se trouvent très bien de ce régime; mais on conçoit qu'il est tout à fait contre-indiqué, chez les malades atteints d'hyperchlorhydrie avec stase et hypersécrétion permanente; en outre, il convient de faire des réserves au sujet de la valeur nutritive du régime végétarien exclusif.

*c)* **Régimes mixtes.** — On peut établir plusieurs types de régime, d'après la digestibilité des aliments. Nous n'avons, à ce sujet, que des indications générales; cependant, voici, réunis dans un premier type, les aliments que les auteurs s'accordent à reconnaître les plus légers pour l'estomac:

Lait. — Au moins 2 litres par jour, une partie peut être employée en potages, avec du vermicelle, des pâtes d'Italie, etc.

Viandes rôties finement divisées et bien dégraissées, et débarrassées, autant que possible, des parties blanches.

Volailles jeunes, sans la peau.

Riz de veau, ou cervelle, bouillis.

Poissons à chair peu grasse (sole, merlan, brochet)
bouillis.

Gâteaux secs ou anglais, biscottes.

Œufs, sous toutes les formes.

Purée de pommes de terre.

Pas d'épices, peu de sel.

On peut, dans les cas moins intenses, ajouter à ce régime les légumes *en purée* (pour diviser autant que possible la cellulose), des fruits en compotes, ou cuits, une petite quantité de pain rassis, grillé de préférence. C'est surtout chez les hyperchlor-hydriques qu'il faut défendre l'usage des légumes non en purée, et du pain.

Enfin, on peut permettre beaucoup d'autres aliments, pourvu qu'ils ne soient ni trop épicés, ni manifestement indigestes. D'une manière générale, il faut interdire absolument aux dyspeptiques les hors-d'œuvre, les viandes faisandées, les fritures (poissons ou pommes de terre), les légumes verts et crus, la salade, les acidités, enfin, les glaces et les pâtisseries lourdes.

Comme boissons, on proscrira absolument les essences, toutes les liqueurs apéritives ou autres, enfin, l'alcool. Toutefois, il faut bien savoir que ce dernier a été recommandé, à doses faibles, comme excitant la sécrétion. Le *vin* ne sera permis qu'étendu d'une large proportion d'eau ; le vin rouge doit, en particulier, être proscrit, à cause de son acidité, bien plus élevée que celle du vin blanc. Enfin, dans les dyspepsies intenses, il faut supprimer complètement le vin, et le remplacer par de l'eau pure, ou des infusions légères de thé ou de camomille. Il faut éviter de boire froid, à cause de la congestion qui en résulterait; au contraire l'usage des boissons chaudes est recommandé dans les cas d'atonie musculaire, les boissons chaudes étant en bon excitant de la motricité.

Doit-on laisser boire le malade à sa soif? On a beaucoup vanté les bienfaits du *régime sec* de M. Bouchard, dans lequel la quantité de boissons ne dépasse pas 3/4 de litre par jour. Une semblable mesure n'est pas légitimée que dans les cas de grande dilatation avec stase considérable; on peut, pour éviter de trop appauvrir l'organisme de liquide, remplacer l'eau non ingérée par des lavements abondants à garder.

*d)* **Traitement du nervosisme.** — Il suffit, parfois, de traiter uniquement la névropathie, pour voir disparaître les symptômes gastriques. En présence de neurasthéniques, il faut, avant tout, remonter l'état général, les soustraire à leurs habitudes, à leur milieu; chez les hystériques, on est parfois obligé de recourir à la séquestration. Une bonne hygiène, un peu d'exercice, la gymnastique, le massage, l'hydrothérapie, et, dans certains cas, l'électrisation suffisent souvent à améliorer considérablement la dyspepsie; nombre de malades, surtout ceux qui se livrent à un travail intellectuel, souffrent de l'estomac toute l'année, et se portent fort bien en vacances.

**2º Traitement des troubles que présentent les principales fonctions de l'estomac.**

*a)* **Douleur.** — Dans l'hyperchlorhydrie, la douleur est due à l'excès d'acide chlorhydrique libre, et se produit au moment où la quantité d'acide, mis en liberté, atteint son maximum.

Aussi, la meilleure manière de calmer les douleurs de l'hyperchlorhydrie consiste à neutraliser l'excès d'acide. C'est ce que le malade fait, souvent inconsciemment, en ingérant une petite quantité d'aliments. La neutralisation est encore mieux obtenue par l'emploi d'alcalins à hautes doses.

On emploie, généralement, dans ce but, le *bicarbonate de soude*. La meilleure manière de l'administrer consiste à en mettre une certaine quantité à la disposition des malades, en leur recommandant, selon le conseil de M. Mathieu, d'en prendre, *lorsqu'ils sentent venir leur douleur*, une quantité suffisante, pour l'empêcher de se produire. En agissant ainsi, on arrive à supprimer assez rapidement les douleurs ; en 10 ou 15 jours, dans les cas favorables, les malades ne souffrent plus ; on peut alors suspendre l'usage des alcalins, sans que la douleur se reproduise.

Comment peut-on s'expliquer les heureux effets du bicarbonate de soude ? En le donnant à doses suffisantes, aux moments où l'hyperacidité atteint son maximum et devient douloureuse, on sature complètement l'excès d'acide, d'où, disparition de la douleur. Il est donc absolument nécessaire d'obtenir une saturation suffisante, c'est-à-dire, de donner les alcalins à doses suffisamment élevées. La quantité nécessaire varie, d'ailleurs, suivant les malades ; en général, il faut de une à deux cuillerées de bicarbonate, pour empêcher chaque crise douloureuse de se produire ; soit 20 à 30 gr. de bicarbonate par jour.

Plusieurs objections ont été faites à cette manière d'administrer le bicarbonate. On a dit que son emploi était plutôt nuisible, à cause de l'excitation sécrétoire qu'il cause. Cette excitation est réelle; le maximum semble être obtenu, par l'administration de 5 gr. de bicarbonate. M. Mathieu pense qu'on n'a pas à s'occuper de cette excitation secondaire; en administrant le bicarbonate au moment des crises douloureuses, c'est-à-dire vers la fin de 'a digestion, l'alcalin se trouve éliminé avant que l'excitation secondaire puisse se produire. D'ailleurs, les résultats pratiques valent mieux que toute théorie; l'amélioration éprouvée par les malades est rapide et indéniable.

On a dit que le bicarbonate pouvait donner lieu au dégagement d'une certaine quantité d'acide carbonique, d'où gonflement de l'estomac : cet accident semble des plus rares.

Parfois, surviennent, lors de l'administration du bicarbonate, des phénomènes d'irritation vésicale; il n'y a pas lieu de s'en préoccuper : ils disparaissent dès qu'on cesse l'emploi du bicarbonate.

Plusieurs substances autres que le bicarbonate peuvent être employées dans le même but. La *magnésie calcinée* sature 4 fois plus d'acide que le bicarbonate; aussi peut-on, avantageusement, associer les deux : M. Mathieu prescrit habituellement;

Magnésie calcinée........    5 gr.
Bicarbonate de soude.....   20 —

comme dose maxima pour une journée. Il va sans dire que les proportions relatives des deux médicaments peuvent être modifiées suivant l'état de diarrhée ou de constipation; dans les cas de diarrhée persistante, la magnésie est contre-indiquée ; elle devient utile, en cas de constipation.

La craie préparée a été préconisée par MM. Debove et Soupault ; ils en prescrivent 25 gr. par jour. On l'administre de même façon que le bicarbonate. L'avantage de la craie est le suivant ; elle ne fait que neutraliser exactement le suc gastrique ; on ne saurait donc lui adresser, comme au bicarbonate, le reproche d'amener une excitation sécrétoire secondaire ; son emploi est particulièrement indiqué dans les cas où le malade présente une tendance marquée à la diarrhée.

On peut aussi remplacer le bicarbonate de soude par le *citrate de soude* à dose de 10 à 20 gr. par jour, en l'employant de même façon.

Enfin, on a préconisé l'emploi de l'eau de chaux, saturée à dose de 100 à 200 gr. par jour. Il est évident que l'eau de chaux n'agit pas simplement comme alcalin ; il en faudrait environ 10 litres par jour, pour correspondre aux 20 à 30 gr. de bicarbonate, qu'on prescrit habituellement ; l'eau de chaux semble donc posséder une action spéciale, actuellement inconnue.

Ces douleurs, dues à l'hyperacidité, ne sont pas les seules. Aussi, en dehors de l'hyperchlorhydrie et même dans certains cas d'hyperchlorhydrie, où les alcalins ne suffisent pas, doit-on s'adresser aux *anesthésiques de la muqueuse stomacale*. On peut prescrire, par exemple :

Eau chloroformée saturée....... 200 gr.

Une cuillerée à bouche dans un demi-verre

d'eau toutes les fois qu'on sentira la douleur venir. Ne pas dépasser 5 à 6 cuillerées par jour.

Le *menthol*, à doses de 10 à 20 centigr. par jour, répond au même but; on prescrit :

Menthol.......................... 10 à 20 centigr.
Sirop gommeux................... 150 gr.

à prendre dans la journée, par cuillerées à bouche, espacées (agiter avant de s'en servir, le menthol étant simplement émulsionné).

Enfin, on peut employer aussi la *codéine* à dose de 20 centigr. par jour, dans un julep gommeux, ou encore la solution suivante :

Chlorhydrate de cocaïne.. )
Chlorhydrate de morphine. ) āā 0 gr. 03 centigr.
Eau...................... 300 gr.

à prendre par cuillerée à bouche au moment des douleurs. Ne pas dépasser 6 à 10 cuillerées par jour.

*b*) **Troubles de la motricité.** — Lorsqu'on se trouve en présence d'une dilatation d'estomac, avec stase permanente, il faut tout d'abord s'assurer de l'absence d'une sténose pylorique. Nous exposerons plus loin la conduite à tenir en face d'un obstacle organique. Lorsqu'il n'y a pas de sténose organique, la stase peut être attribuée soit à un spasme, soit à l atonie musculaire de l'estomac. Si le spasme existe, l'administration des alcalins à hautes doses doit le faire disparaître, puisqu'on admet généralement que ce spasme relève d'une excitation due au liquide hyperacide.

En cas d'atonie musculaire, il faut tout, d'abord, éviter soigneusement la surcharge alimentaire.

On obtient ce résultat par un régime approprié, ne contenant pas de débris alimentaires susceptibles de séjourner dans l'estomac (cellulose, tendons, aponévroses, etc.); il faut, en outre, prescrire une alimentation légère, une série de petits repas espacés.

Enfin, on peut combattre encore plus efficacement la stase, en sondant les malades, tous les jours, pour retirer de l'estomac le liquide stagnant qu'il renferme. Cette évacuation doit être faite sans lavage, ce qui est généralement facile, les malades apprenant, vite, à vider leur estomac, par *simple expression*; en effet, des lavages trop souvent répétés seraient nuisibles; il faut éviter de pratiquer, chez ces malades, plus de deux lavages par semaine. On peut profiter de la présence du tube pour gaver les malades à la poudre de viande.

Il faut, aussi, tâcher de favoriser, autant que possible, le passage, dans l'intestin, des substances contenues dans l'estomac, et, pour cela, s'efforcer de tonifier la musculature gastrique. Il est préférable de se passer de médicaments; l'usage des boissons chaudes peut suffire pour amener le résultat désiré. Souvent, on est obligé de recourir aux médicaments toniques, qui, outre la musculature, excitent aussi la sécrétion.

Les *amers* et l'*ipéca* sont les meilleurs tonifiants de la contractilité musculaire; on peut prescrire l'une des potions suivantes :

Ipéca................................ ⎫<br>
Gentiane............................. ⎬ aā 15 gr.<br>
Colombo.............................. ⎭

XX à XXX gouttes dans un demi-verre d'eau, une heure après les deux principaux repas.

Ou bien :

| Teinture de gentiane............... | |
|---|---|
| —        colombo................. | àà 10 gr. |
| —        noix vomique.......... | |

XV à XX gouttes, une heure après les repas.

Ou encore :

| Strychnine....................... | 5 centigr. |
|---|---|
| Eau............................. | 150 gr. |

Une cuillerée à café, après chacun des deux principaux repas.

Ou enfin :

| Gouttes noires anglaises............ | |
|---|---|
| Gouttes amères de Baumé.......... | àà 5 gr. |

IV gouttes, avant chaque repas (à prescrire surtout en cas de diarrhée).

Les *peptones* agiraient aussi comme amers, cette action serait due uniquement à leurs impuretés, les peptones purs étant insipides (Fiquet).

Tous ces médicaments excitent en même temps la sécrétion. Il vaut mieux les donner après les repas, pour deux raisons : tout d'abord, l'estomac est, à ce moment, rempli d'aliments ; on risque moins d'augmenter la gastrite ; en outre, l'effet se produit surtout au moment où il est le plus utile, c'est-à-dire vers la fin de la digestion stomacale.

Il faut bien savoir que, d'ordinaire, l'atonie musculaire s'étend à l'intestin ; il est donc indiqué, si on veut obtenir une amélioration aussi grande que possible, d'agir, non seulement sur l'estomac, mais encore sur l'intestin, en diminuant la constipation. On doit, pour cela, s'adresser moins aux purgatifs, susceptibles d'augmenter encore l'irritation gastrique, qu'aux moyens mécaniques : lavements, suppositoires, etc...

A l'atonie musculaire se rattache, d'ordinaire, la production de fermentations exagérées. On les combat, non en essayant d'obtenir une antisepsie gastrique, trop souvent illusoire, mais en tonifiant la musculature, pour faciliter l'évacuation, et, surtout, par l'emploi des *absorbants*. Les deux meilleurs sont le charbon et le salicylate de soude; on peut donc prescrire :

Charbon végétal...........  
Magnésie calcinée..........  } àà o gr. 5o centigr.  
Soufre sublimé............

3 cachets par jour.
En cas de constipation, ce qui est l'ordinaire.
Ou bien :

Bicarbonate de soude.....  i gr.  
Salicylate de soude.......  )  
Biborate de soude........  )  àà o gr. 2o centigr.

pour un cachet.

Prendre un cachet au milieu de chaque repas ; un second, une heure après.

*c*) **Troubles de la sécrétion.** — Dans l'*hyperchlorhydrie simple*, il suffit de calmer la douleur par l'emploi des alcalins à hautes doses, suivant le mode indiqué précédemment.

Lorsqu'il y a en même temps *hypersécrétion*, on peut essayer de modérer l'hypersécrétion. Les lavages d'estomac donnent de bons résultats, dans les cas de grande hypersécrétion, à condition qu'on ne les répète pas trop souvent, pas plus de deux ou trois fois fois par semaine.

Les principaux *modérateurs de la sécrétion* sont les suivants.

Le *nitrate d'argent*, qui s'emploie en lavages d'estomac; pour cela, on introduit par la sonde 250 gr. d'une solution renfermant, suivant les cas, de 1 à 2 p. 100 de nitrate d'argent, puis on lave à l'eau tiède. MM. Reichmann et Rosenheim auraient, par cette méthode, obtenu des améliorations considérables.

*L'atropine* et la *belladone* sont tout à fait recommandables. On prescrit :

| | |
|---|---|
| Sulfate d'atropine............ | un demi-milligr. |
| Sirop gommeux............ | 60 gr. |

à prendre dans la journée en 3 fois.

On monte, progressivement, en quelques jours, à la dose de 1 mmg. 1/2 à 2 mmg., que l'on maintient pendant 15 jours à 3 semaines.

On peut aussi formuler :

| | |
|---|---|
| Poudre de belladone............ } | ââ 1 centigr. |
| Extrait de belladone............ } | |

pour une pilule.

On commence par 3 pilules, puis on monte à 6 par jour, pendant 15 jours à 3 semaines.

L'atropine et la belladone sont de bons modérateurs de la sécrétion, mais ils peuvent donner lieu à des accidents. On suspendra momentanément leur emploi, dès qu'on verra apparaître la sécheresse persistante de la gorge, la rougeur des pom-

mettes, la mydriase, l'amblyopie, enfin, et surtout l'agitation et l'insomnie.

Dans les cas d'hyperchlorhydrie simple, sans
hypersécrétion, on peut, avec avantage, employer
l'eau de Vichy ou de Carlsbad. On peut aisément
formuler du *sel de Carlsbab artificiel* : on prescrit :

| | |
|---|---|
| Sulfate de soude........................ | 3 gr. |
| Bicarbonate de soude.................... | 2 — |
| Chlorure de sodium.. ................. | 1 — |

pour 1 litre d'eau, à prendre aux repas.

Enfin, dans le cas d'*hypochlorhydrie*, faut-il
tâcher d'exciter la sécrétion? Il semble que cela
ne soit pas bien utile, les hypochlorhydriques ne
souffrant que s'ils présentent quelque altération
de la motricité ou de la sensibilité. D'ailleurs, les
excitants de la motricité agissent, d'ordinaire, parallèlement, sur la sécrétion. Aussi peut-on ordonner les amers, ou encore, le bicarbonate de soude,
à dose de 2 à 5 gr. par jour. D'après M. Hayem,
ce médicament ne ferait que hâter l'évacuation de
l'estomac.

Le chlorure de sodium, à dose de 1 à 3 gr. par
jour, serait, d'après M. Hayem, un excitant de la
sécrétion ; au-dessus de 3 gr., il l'affaiblirait au
contraire.

D'après M. Hayem, le *képhir* (lait fermenté)
serait, presque, un spécifique de l'hypochlorhydrie.
On en prescrit de une à trois bouteilles par jour ;
certains malades s'en trouvent très bien, d'autres
ne peuvent le supporter.

L'*acide chlorhydrique* est, lui aussi, un bon

excitant de la sécrétion. On le prescrit à doses de
1 gr. pour 250 d'eau; les malades en prennent un
ou deux verres à bordeaux, une heure après chacun des deux principaux repas.

On a, enfin, proposé de suppléer au défaut des
*ferments digestifs normaux*, en donnant de la
pepsine, de la pancréatine, de la ptyaline; cette
pratique est peu utile; les malades n'en semblent
que peu améliorés. On a, de même, conseillé des
farines d'avoine, etc..., contenant des diastases
susceptibles de favoriser leur digestion; la *mal-
tose*, par exemple. Leur emploi a donné de réels
succès.

Toutes ces médications sont, on le voit, surtout
*palliatives*. Dans l'hyperchlorhydrie, on cherche
seulement à diminuer la douleur; en cas d'hypersécrétion, on combat l'excès de sécrétion et la tendance à la stase; dans les autres formes de dyspepsie, on s'efforce d'augmenter la contractilité
musculaire, et d'obvier au défaut de la sécrétion.
On ne connaît pas actuellement de médication
vraiment *curative;* une fois établie, la gastrite
suit son cours; on ne peut que modérer ses effets.
C'est, d'ailleurs, le seul résultat que l'on doive,
pratiquement, chercher à obtenir; peu importe,
en effet, que le sujet ait une lésion anatomique,
pourvu qu'elle demeure à l'état latent.

# TROISIÈME PARTIE

# MALADIES CARACTÉRISÉES PAR UNE LÉSION ANATOMIQUE SPÉCIALE

Au cours des inflammations et intoxications, les symptômes sont loin, nous l'avons vu, d'être toujours parallèles aux lésions si bien que le seul examen du malade ne saurait suffire pour diagnostiquer l'état anatomique, dans tous les cas. Au contraire, les maladies dont nous allons maintenant aborder l'étude sont caractérisées par une lésion spéciale ; il existe un ensemble symptômatique permettant de reconnaître l'ulcère, le cancer, la sténose pylorique, ou les malformations de l'estomac, tandis que rien dans les symptômes ne peut faire reconnaître sûrement l'hypochlorhydrie, par exemple.

De ces maladies, les unes, rares, sont parfois congénitales, ce sont certaines malformations de l'estomac: le plus souvent, elles sont acquises et présentent, nous le verrons, d'étroits rapports avec les inflammations ou intoxications gastriques. Nous décrirons successivement l'ulcère, le cancer, la sténose du pylore, et, avec elle, la dilatation d'estomac, qui en est, le plus souvent, la conséquence ; enfin, cette partie de notre étude se terminera par un rapide exposé des malformations congénitales, ou des déformations acquises de l'estomac.


# CHAPITRE PREMIER

## L'ULCÈRE

DÉFINITION. — L'ulcère simple de l'estomac, ou *maladie de Cruveilhier*, est caractérisé par l'existence d'ulcérations, ordinairement arrondies, d'aspect le plus souvent caractéristique, et facile à distinguer des autres ulcérations de l'estomac.


### § 1er. — ANATOMIE PATHOLOGIQUE

Le *siège de prédilection* de l'ulcère est la région pylorique, où il se trouve localisé dans plus de la moitié des cas. Rarement il siège au pylore lui-même : d'ordinaire, on le trouve en son voisinage immédiat, sur la petite courbure, ou sur la paroi postérieure de l'estomac, plus rarement sur la face antérieure de l'organe. Exceptionnellement l'ulcère occupe la grande courbure, ou le voisinage du cardia.

Le plus souvent, l'ulcère est unique ; cependant une fois sur cinq environ, il en existe plusieurs, deux, plus rarement trois ou davantage. Lorsqu'on trouve plusieurs ulcères ils peuvent être d'âge différent, l'un est cicatrisé, l'autre en pleine activité par exemple.

*L'aspect* de l'ulcération est variable, suivant ses dimensions, et le degré de la réaction inflammatoire périphérique.

Le plus souvent, l'ulcération est petite; ayant les dimensions d'une pièce de 50 centimes, de 1 franc ou de 2 francs. Elle reste alors régulièrement arrondie, ses bords sont taillés à pic, et se rapprochent dans la profondeur, de telle sorte que l'ulcère est ordinairement, comparable à un cratère, à un entonnoir. L'obliquité peut ne pas être partout la même; l'ulcération taillée à pic, et verticalement d'un côté, sera, au point opposé, très oblique, e telle sorte que l'axe du cratère peut fort bien ne pas être perpendiculaire à la surface de la muqueus.

Le fond, ordinairement lisse, bien détergé, est généralement étroit : il est formé, suivant la profondeur de la perte de substance, par la muqueuse, les muscles, le péritoine, ou même les organes voisins ; il n'est pas rare d'y trouver, par un examen attentif, un ou plusieurs petits vaisseaux béants ou obstrués par un caillot.

D'autres fois, les dimensions sont plus étendues; Cruveilhier a vu un ulcère occuper toute l'étendue de la petite courbure, du cardia au pylore. Il mesurait 26 cent. de long. Dans le cas de vaste ulcération, la forme est souvent moins régulière, il existe des angles, des anfractuosités; les parois sont également moins à pic, le fond est large, mais demeure, en général, lisse et bien détergé.

Parfois, un ulcère, siégeant au voisinage immédiat du pylore, peut s'étendre à toute la périphérie de l'anneau pylorique, et devenir circulaire.

Par conséquent, la forme n'a rien de caractéristique ; au contraire, les bords sont toujours nettement découpés, le fond toujours lisse et bien détergé.

*L'inflammation périphérique* est variable suivant les cas. Lorsque l'ulcère est récent, et s'est fait rapidement, la muqueuse n'est que peu épaissie, et garde sa souplesse normale. Au contraire, les ulcères chroniques, à marche lente, sont limités par un bourrelet plus ou moins saillant, parfois énorme : la muqueuse est, à ce niveau, très indurée : elle peut prendre un aspect lardacé et squirrheux, qui, parfois, rend le diagnostic hésitant.

*L'examen histologique des parois de l'ulcère* ajoute peu de notions nouvelles. La perte de substance est nette : les tuniques sont nettement découpées, l'épithélium de revêtement et les glandes sont conservés jusqu'au voisinage immédiat de la solution de continuité ; on trouve seulement, partout, une inflammation accompagnée d'un certain degré d'œdème. Les cellules des glandes les plus voisines ont subi une prolifération active, et présentent l'aspect de la gastrite hyperpeptique : la sous-muqueuse est, ordinairement, très épaissie, c'est à ses dépens que se forme le bourrelet ; on ne trouve de cellules rondes que tout près de la perte de substance, dans une étendue, en général, très limitée ; plus loin, existe, d'ordinaire, un œdème notable. Les mêmes lésions se retrouvent dans la celluleuse et dans les muscles ; les vaisseaux, distendus par du sang coagulé ou non, sont, souvent, atteints d'inflammation de leur tunique interne ; l'endartérite tend à oblitérer la lumière vasculaire.

Tel est l'ulcère. Il s'accroît progressivement, gagnant surtout en profondeur; ses progrès causent des accidents variables suivant son siège et la rapidité de l'évolution.

La perte de substance, gagnant en profondeur, finit par atteindre le péritoine; il se fait alors une *perforation*. Ordinairement, cette perforation est minime : au fond de l'ulcère on trouve un ou plusieurs pertuis, gros comme des têtes d'épingle. Plus rarement, la perforation est large, susceptible, par exemple, de permettre l'écoulement dans le péritoine du contenu de l'estomac.

L'état de la séreuse varie, suivant la rapidité du processus. Rarement, les adhérences manquent complétement autour de la perforation. Peu étendues, elles ne suffisent pas à défendre le reste du péritoine contre l'accès des matières septiques; une *péritonite* généralisée est alors la conséquence de la perforation : à l'autopsie, on constate, lors de l'ouverture de l'abdomen, la présence d'un liquide louche, peu abondant, un aspect poisseux de la séreuse, et une congestion vasculaire intense : c'est alors qu'il faut se méfier d'une perforation et enlever l'estomac avec de grandes précautions, si on veut observer l'état exact des lésions.

Le plus souvent, avant que la perforation ne se produise, se développe une périgastrite dont le résultat est la formation d'adhérences unissant l'estomac aux organes voisins et limitant, par avance, l'infection. Aussi voit on, souvent, la perforation n'amener qu'une péritonite partielle, bien localisée; il se forme un *abcès périgastrique*. Lorsque les adhérences sont tout à fait solides et étroites, il n'y a pas, à proprement parler, de perforation ; lorsque les parois de l'estomac sont complètement traversées, l'ulcère continue à gagner en profondeur, intéressant alors d'abord le tissu néoformé, puis les organes voisins, qui sont entamés à leur tour. On peut observer alors des pertes de substances d'une profondeur de plusieurs centimètres, et dont le fond est formé par le foie, le pancréas, ou quelqu'autre organe, plus ou moins entamé. C'est ainsi qu'on a observé l'ouverture en un point variable de l'intestin ou des voies biliaires.

Au cours de ce processus, on peut voir survenir des *hémorragies* dues à l'ouverture d'un vaisseau, placé sur le trajet de la perte de substance. L'abondance de ces hémorragies et leur fréquence dépendent de deux facteurs principaux : de l'ulcération du vaisseau et de la rapidité du processus. Insignifiante, lorsqu'elle est produite par l'ouverture d'un petit vaisseau appartenant aux parois de l'estomac, l'hémorragie est bien plus grave, lorsqu'elle vient d'une grosse artère, la coronaire stomachique, ou la pancréatique, par exemple. On a même relaté des cas d'hématémèse foudroyante, par ouverture de l'aorte ou de la veine porte.

La rapidité du processus est, elle aussi, très importante. Si l'ulcère progresse lentement, l'inflammation périphérique devient bien plus considérable ; l'infiltration par des éléments embryonnaires est très marquée, et aboutit, à la longue, à la formation d'un tissu de sclérose, propre à empêcher la production des hémorragies. En même temps, les tuniques du vaisseau sont atteintes d'inflammation chronique, dont le résultat est leur oblitération plus ou moins complète.

Abandonné à lui-même, l'ulcère tend, souvent, à la *cicatrisation spontanée;* elle se fait grâce à la formation d'un abondant tissu de sclérose, dû à l'inflammation chronique. Il en résulte une *cicatrice fibreuse*, d'aspect blanchâtre, de forme irrégulière. Cette cicatrice tend, souvent, à amener une *rétraction progressive*, d'où l'apparition de déformations diverses, dont la plus importante est la sténose du pylore.

Histologiquement, le processus de cicatrisation présente un détail intéressant : des culs-de-sac glandulaires sont souvent compris dans le tissu cicatriciel ; un certain nombre subissent la transformation kystique, et donnent naissance à de véritables petits *polyadénômes* microscopiques. On a voulu attribuer une certaine importance à ces néoformations, au point de vue de la transformation possible de l'ulcère en cancer. Nous étudierons cette question, à propos du cancer.

Le *diagnostic anatomique* de l'ulcère est, en général, des plus simples ; les autres ulcérations de l'estomac s'en distinguent aisément.

Au cours des *gastrites chroniques*, on peut observer de *petites érosions* ayant la dimension d'une tête d'épingle, d'où leur nom d'*érosions ponctuées*. Leur siège de prédilection est le même que celui de l'ulcère ; leur aspect est absolument celui d'un ulcère en miniature, limité à la muqueuse. Elles n'en diffèrent que par leur nombre, ordinairement considérable. Ces érosions peuvent être la source d'*hémorragies* parfois graves; on les trouve, alors, recouvertes d'un caillot, qu'il faut détacher pour apercevoir l'ulcération.

On a signalé aussi, dans les gastrites, de véritables ulcérations; tantôt multiples et superficielles, tantôt une seule ulcération profonde. Elles se distinguent aisément de l'ulcère, en ce qu'elles ont une forme irrégulière, un fond inégal, mamelonné ou simplement granuleux, et des bords qui se confondent insensiblement avec le fond.

Le diagnostic est aisé d'avec les ulcérations *tuberculeuses* et *syphilitiques*, qui, d'ailleurs, sont exceptionnelles. Toutes deux siègent sur la grande courbure; l'ulcération tuberculeuse a un fond inégal, mamelonné, des bords épaissis, infiltrés; on y trouve des tubercules à différents stades de développement, depuis la simple granulation jusqu'au foyer caséeux. L'ulcère syphilitique est arrondi, ses dimensions sont analogues à celles de l'ulcère simple, mais il repose sur une base indurée.

Au contraire, l'ulcère simple est, parfois, extrêmement difficile à distinguer du cancer, même après examen histologique. Nous reviendrons sur cette question en faisant l'anatomie pathologique du cancer.

## § 2. — SYMPTOMES

**1° Forme commune. — Début.** — Il est marqué par une période plus ou moins longue, pendant laquelle, les malades présentent les symptômes de l'hyperchlorhydrie simple, ou du syndrôme de Reichmann.

Puis les douleurs augmentent d'intensité et de fréquence; on arrive alors à la période d'état.

**Période d'état.** - *a*) Triade symptomatique. — L'ulcère confirmé est caractérisé par des *crises gastralgiques, terminées par des vomissements, avec une ou plusieurs hématémèses.*

*Douleur.* — Elle se *produit à deux moments* de la digestion :

Tantôt, elle succède presque immédiatement à l'ingestion des aliments; les malades remarquent que certaines substances les font souffrir davantage; par exemple, les mets très épicés, les excitants comme le vinaigre, le café, l'alcool, et, en général, les boissons trop chaudes.

D'autres fois, le moment d'apparition de la douleur est bien plus tardif; les malades ne commencent à souffrir qu'au bout d'une ou deux heures, et même davantage.

On avait pensé que le *moment d'apparition de la douleur* pouvait indiquer, dans une certaine mesure, le *siège* de l'ulcère; à celui du cardia, appartiendraient les douleurs immédiates; les douleurs tardives seraient en rapport avec un ulcère du pylore. On n'admet plus, aujourd'hui, cette interprétation, et on incline à penser que les douleurs immédiates sont dues au contact des aliments irritants avec la surface ulcérée, tandis que les douleurs tardives seraient, comme dans l'hyperchlorhydrie simple, en rapport avec l'hyperacidité du suc gastrique, à la fin des digestions.

Les *caractères* de la douleur la rapprochent beaucoup de celle de l'hyperchlorhydrie; rarement c'est une douleur sourde, gravative : habituellement, les malades accusent, comme en cas d'hyperchlorhydrie, une sensation de brûlure, de déchirement, de plaie à vif. Ajoutons que, parfois, ces douleurs tardives sont calmées momentanément par l'ingestion d'une faible quantité d'aliments, ce qui rend l'analogie encore plus frappante.

Trois caractères sont spéciaux aux douleurs de l'ulcère: leur *siège*, leur *intensité*, enfin, les *variations* qu'elles peuvent présenter sous l'inflence des diverses attitudes.

*Siège*. — Au lieu d'être plus ou moins diffuses, comme celles de l'hyperchlorhydrie, les douleurs de l'ulcère sont, d'ordinaire, localisées par les malades, avec précision, au *point épigastrique*, avec un second maximum, au niveau de la colonne vertébrale, en un point situé sur la ligne médiane, et compris entre les apophyses épineuses de la 8e dorsale et de la 2e lombaire. Ces deux maxima existent, d'ordinaire, ensemble; la douleur devient alors *transfixiante;* c'est la douleur en *broche* si caractéristique; il semble au malade qu'une épée lui traverse, de part en part, l'abdomen.

Outre ces points maxima, la douleur présente des irradiations d'intensité et d'étendue variables ; elles se font, en général, vers la base du thorax ou la partie supérieure de l'abdomen ; et sont souvent en rapport avec l'existence d'adhérences périgastriques. Nous en reparlerons plus loin.

*L'intensité dés douleurs* est, souvent, extrême. Bien plus souvent que dans l'hyperchlorhydrie ou le syndrôme de Reichmann, le malade accuse des souffrances troces, à se tordre, à se rouler, à crier. Cette intensité atteint son apogée sous l'influence d'écarts de régime, d'impressions psychiques vives, à l'époque de la menstruation, etc. On voit alors survenir de véritables crises gastriques, désignées, fréquemment, sous le nom d'*accès cardialgiques*. Le malade est anxieux et agité; sa figure pâlit, ses traits se tirent, ses extrémités se refroidissent, le pouls faiblit. Il se produit, parfois, des défaillances. Il peut y avoir encore de la dyspnée, des palpitations ou des troubles vaso-moteurs limités à un côté du corps. La durée de ces accès est très variable. Elle peut être de quelques heures, mais il n'est pas rare que le malade reste en état de crise pendant plusieurs jours, en passant par des paroxysmes et des moments d'accalmie (1).

*L'influence de l'attitude* est, parfois, manifeste : le malade ne peut se coucher d'un côté, tandis que certaines autres positions le soulagent; alors, ce soulagement serait dû à ce que l'ulcère serait, soustrait au contact des matières contenues dans l'estomac; l'attitude qui soulage pourrait donc faire supposer, dans une certaine mesure, le siège de l'ulcère : les malades préféreraient le décubitus latéral gauche, en cas d'ulcère du pylore; la station debout ou assise serait favorable à l'ulcère du cardia; le décubitus ventral soulagerait les douleurs dues à un ulcus de la face postérieure.

Il ne faudrait pas exagérer l'exactitude et l'importance de ces déductions, qui ne sont que très grossièrement approximatives.

(1) Hayem et Lion. *Traité de médecine* de Brouardel, t. IV, p. 428.

Telles sont les crises douloureuses de l'ulcère;
elles durent un temps variable; de quelques minutes à plusieurs heures, et se terminent, comme les
crises de l'hyperchlorhydrie, soit *spontanément*,
soit par des *vomissements*.

*Vomissements.* — Dans les 4/5 des cas environ, les crises gastralgiques se terminent, comme
celles des hyperchlorhydriques, par des vomissements.

Comme dans le syndrôme de Reichmann, les
matières vomies sont constituées par les ingesta,
profondément altérés par l'action du suc hyperacide, et par du liquide aqueux, parfois teinté par
la bile; il contient une proportion fort variable de
mucus; son abondance est variable; généralement, les vomissements sont, comme ceux de l'hypersécrétion, assez abondants. L'analyse chimique
montre une hyperacidité notable due à une hyperchlorhydrie ordinairement bien marquée.

Comme dans l'hyperchlorhydrie, ces vomissements soulagent les malades, et mettent fin à la
crise douloureuse; on peut les observer à d'autres
moments de la journée : par exemple, le matin, à
jeun; ils relèvent alors de l'hypersécrétion qui
accompagne si fréquemment l'ulcère.

*Hématémèses.* — C'est celui des trois symptômes capitaux de l'ulcère, qui manque le plus souvent; on ne l'observe que dans la moitié, ou même
le tiers des cas.

Habituellement, l'hématémèse ne survient que
longtemps après l'apparition des douleurs et des
vomissements. Brusquement, ou à l'occasion d'un
écart de régime, d'un traumatisme, quelquefois

même à l'occasion d'*un sondage*, le malade vomit une certaine quantité de sang. Rarement, on a affaire à l'hématémèse grave, ou même foudroyante ; il en existe, cependant, des cas. Moins souvent que dans le cancer, l'hématémèse demeure insignifiante, et n'est représentée que par quelques filets de sang dans les vomissements, ou par un peu de melœna. Ordinairement, elle est d'importance moyenne ; le sang est rutilant, s'il est vomi aussitôt après la gastrorrhagie, mais assez souvent il existe de la stase. Le sang s'accumule, alors, dans l'estomac plus ou moins dilaté, et n'est rendu qu'au bout d'un certain temps, après être demeuré pendant plusieurs heures au contact d'un suc gastrique particulièrement actif, qui lui fait subir de profondes modifications. Aussi n'est-il pas rare d'observer, en cas d'ulcère, des *vomissements noirs*. Quelquefois même, ces vomissements noirs se font le matin, à jeun. On se trouve alors en présence d'un de ces cas de *liquide résiduel hématique*, si difficiles à interpréter ; on ne sait encore pas aujourd'hui s'il faut les attribuer à un ulcère ou à un néoplasme.

On conçoit combien il est difficile, dans certains cas, d'apprécier l'abondance de l'hémorrhagie ; puisque l'hématémèse est loin d'être toujours adéquate à la gastrorrhagie ; nous venons de voir qu'une partie du sang peut être plus ou moins digéré, et rendu méconnaissable ; d'autre part, l'hématémèse s'accompagne généralement de melœna ; ce dernier peut, fréquemment, demeurer ignoré des malades.

Le mode de répétition des hématémèses est

extrêmement variable ; tantôt une perte de sang considérable, et dont la gravité semblait extrême, s'arrête brusquement, et ne se reproduit qu'après un temps parfois fort long, ou même demeure isolée pendant toute la durée de la maladie ; d'autres fois, les hémorragies sont fréquentes ; on les voit même prendre la forme d'un suintement continu : ces petites hémorragies répétées finissent par épuiser le malade, et sont, par conséquent, bien plus graves qu'une grande hématémèse isolée ; dans certains cas, l'abondance des hémorragies devient telle que l'on a décrit une *forme hémorragique* de l'ulcère.

Tels sont les trois symptômes dominants de l'ulcère : ils peuvent s'associer de façon fort variable, si bien qu'à côté de la forme hémorrhagique on a décrit une *forme douloureuse*, et une troisième, caractérisée par l'*abondance et la répétition fréquente des vomissements.*

Nous venons de montrer combien variable est la répétition des hématémèses ; les crises gastralgiques sont, en ce qui concerne leur répétition, comme dans l'ensemble de leur aspect clinique, absolument identiques à celles de l'hyperchlorhydrie avec l'hypersécrétion ; les malades souffrent ; les uns tous les jours, plusieurs fois par jour, et même à jeun, sous l'influence de la faim, ressentent des douleurs plus ou moins vives ; les autres, au contraire, ont de véritables crises durant quelques jours, et séparées par un long intervalle de temps, pendant lequel les vomissements sont rares, et les douleurs fort supportables.

D'une manière générale, les crises douloureuses

et les vomissements se répètent par paroxysmes, comme dans le syndrôme de Reichmann. Entre les paroxysmes, les douleurs existent, mais sont d'intensité modérée.

*b*) SYMPTÔMES ACCESSOIRES. — Ils sont analogues à ceux de l'hyperchlorhydrie avec hypersécrétion.

L'*appétit* est ordinairement conservé, parfois exagéré, et susceptible, alors, de dégénérer en une boulimie véritable; un certain nombre de malades ont des fringales douloureuses.

Pendant les crises, l'appétit diminue ou même disparaît complètement. Il est même habituel de voir apparaître alors les signes de l'embarras gastrique.

De même que les hyperchlorydriques, en général, les ulcéreux sont plutôt constipés: parfois ils présentent des crises de diarrhée après les crises douloureuses.

L'état général reste longtemps satisfaisant, mais il finit tôt ou tard par s'altérer, sous l'influence de trois causes principales :

1° Par crainte de douleurs, un certain nombre de malades craignent de manger, et restreignent volontiers leur alimentation ;

2° Le nervosisme augmente, dans de notables proportions, sous l'influence des douleurs ; chez quelques malades, surtout chez les jeunes filles, la neurasthénie peut faire son apparition ;

3° La nutrition peut être compromise, lorsque l'hyperchlorhydrie et l'hypersécrétion deviennent très intenses ; lorsque les malades vomissent beaucoup et souvent; enfin, lorsque l'ulcère amène un certain degré de sténose du pylore.

Aussi voit-on, parfois, d'anciens ulcéreux se présenter avec un amaigrissement, et un teint terreux, qui feraient volontiers penser au cancer.

*L'urologie* n'a absolument rien de spécial ; elle varie suivant l'abondance des vomissements, suivant l'état de la nutrition générale, etc., comme dans les cas de syndrôme de Reichmann.

Ajoutons qu'il n'est pas rare, en cas d'ulcère chez les jeunes filles, de voir apparaître de *l'aménorrhée*. Parfois, dit M. Hayem, elle semble précéder de plusieurs mois les troubles gastriques. Elle s'atténue, dit Brinton, à mesure que les malades avancent en âge, même dans les cas où la guérison n'est pas obtenue.

*c)* SIGNES PHYSIQUES. — Le *palper* permet de réveiller une vive douleur, par la pression, au niveau du point épigastrique, qui est, ici, particulièrement net et bien limité.

Souvent, cette pression au point épigastrique réveille le point dorsal ; on peut alors produire, à volonté, cette douleur *en broche*, si spéciale.

*L'examen des dimensions de l'estomac* donne des résultats variables. Ordinairement, on trouve un certain degré de dilatation, avec stase, le matin à jeun. Cette dilatation devient, parfois, considérable; il est alors habituel de constater les signes d'une sténose du pylore.

Parfois, enfin, on sent une *induration* au niveau du pylore. Il faut bien se garder de la confondre avec la tumeur cancéreuse ; les analogies peuvent cependant être considérables dans certains cas : habituellement, l'induration est peu marquée ;

elle est due soit à la périgastrite, soit à un ulcère calleux.

L'analyse du suc gastrique ne doit être faite qu'avec ménagement, à cause du danger que le cathétérisme peut faire courir au malade en provoquant une hématémèse, qui, généralement sans importance, a été mortelle dans plusieurs cas. L'existence d'une hématémèse récente constitue une contre-indication absolue.

L'état du chimisme est variable. M. Bouveret insiste sur la fréquence de l'hypersécrétion ; M. Rosenheim la dit très rare. Dans la grande majorité des cas, on trouve de l'hyperchlorhydrie ; quelquefois, cependant, le chimisme est normal, ou même on trouve de l'hypochlorhydrie légère. Sur 26 cas de M. Hayem, 23 étaient hyperchlorhydriques, 3 seulement avaient un chimisme normal ; dans les cas où existait du liquide résiduel le matin à jeun, il y avait un certain degré de sténose pylorique.

**2° Formes latentes et incomplètes.** — L'ulcère peut demeurer latent toute la vie ; c'est ainsi qu'on trouve des cicatrices d'ulcères à l'autopsie de sujets qui n'avaient jamais souffert de l'estomac.

D'ordinaire, existent des troubles dyspeptiques vagues, ou bien les symptômes atténués de la forme commune. Les douleurs font, rarement, tout à fait défaut.

Le cas le plus intéressant est celui où les symptômes ressemblent beaucoup à ceux de l'hyperchlorhydrie ou du symptôme de Reichmann. C'est alors que l'hématémèse prend une valeur séméiologique considérable : en interrogeant ces malades, on apprend qu'ils ont un jour rendu du sang, en quantité variable. L'existence d'une seule hématémèse, pourvu qu'il ait présenté quelque importance, est, pour le plus grand nombre des praticiens, décisive, et doit emporter le diagnostic.

Ce qui fait tout l'intérêt des formes latentes ou incomplètes c'est que, malgré la pénurie des symptômes, le malade n'en est pas moins sous le coup des complications, qui aggravent si souvent la forme commune.

## § 3. — COMPLICATIONS

Les plus fréquentes représentent un accident, au cours de la marche progressive de l'ulcère; ce sont la péritonite par perforation, la périgastrite, les fistules, la sténose du pylore; l'évolution peut être viciée, d'où la dégénérescence possible en cancer.

Enfin, d'autres complications sont dues à une infection générale. C'est ainsi que la tuberculose s'observe, fréquemment, surtout dans les cas où l'anémie et la cachexie sont très marquées; on peut voir survenir aussi la septicémie, la phlegmatia alba dolens, l'endocardite aiguë, etc... Le point de départ de l'infection se trouve au niveau de l'un des organes voisins de l'estomac (foie, rate, pancréas), atteint par le processus ulcéreux, d'où pénétration, dans le sang, des germes pathogènes.

Nous étudierons seulement les complications qui appartiennent en propre à l'ulcère.

**1° Péritonite par perforation de l'estomac. —** Elle se produit une fois sur 8 ulcéreux environ, surtout chez les jeunes filles, parce qu'alors l'ulcère a une marche plus rapide. Elle siège ordinairement sur le paroi antérieure, la plus mobile et, par conséquent, celle où les adhérences se produiront le moins facilement.

Les symptômes éclatent, brusquement, à l'occasion d'un effort, d'une secousse de toux, de préférence, peu de temps après un repas, alors que l'estomac est distendu. Brusquement, le malade éprouve une douleur extrême à l'épigastre; il pâlit, son visage exprime l'angoisse, une syncope peut même se produire. Puis la douleur se diffuse, le ballonnement se produit vite et devient considérable; on assiste au tableau d'une péritonite généralisée, qui emporte le malade en deux ou trois jours, parfois même au cours du premier jour.

On a remarqué que ces malades ne présentaient pas les vomissements qui accompagnent ordinairement les péritonites aiguës. Parfois, lorsque la perforation est considérable, cette absence de vomissements peut tenir, comme on l'a dit, au passage des aliments dans la cavité abdominale; en fait, d'après certains auteurs, les malades auraient quelquefois, du moins au début, la sensation « d'un liquide qui se répandrait dans tout le ventre » chaque fois qu'ils boivent. Mais ordinairement il n'en doit pas être ainsi; il suffit, pour s'en convaincre, de songer aux faibles dimensions de l'ulcère en général, et de la perforation qui peut en résulter. L'absence de vomissements s'expliquerait mieux par la paralysie du diaphragme, due à ses connexions avec l'organe malade.

Assez souvent la *péritonite* est *localisée*, soit d'emblée, soit secondairement. Après une première période, où l'intensité des symptômes fait penser à une péritonite généralisée, on voit la douleur se localiser, la défense musculaire céder un peu ; le ballonnement reste médiocre, tandis que l'état général et le pouls sont satisfaisants. Cette localisation serait due à la formation d'adhérences protectrices, il se forme un foyer enkysté.

La variété la plus intéressante est l'*abcès gazeux sous-phrénique* de Leyden ; l'inflammation se localise entre le diaphragme d'une part, le lobe gauche du foie et l'estomac d'autre part. On a les symptômes d'un pneumothorax, avec tous les signes physiques ; le diagnostic se fait, par la constatation d'une raideur spéciale du tronc, empêchant le malade de se courber en avant. De plus, le sujet est couché sur le dos, non sur un côté, comme dans le pneumothorax. L'examen du thorax montre une voussure limitée aux dernières côtes gauches ; la matité hépatique a complètement disparu, au moins à gauche de la ligne médiane. Leyden conseille, dans les cas difficiles, de mettre, à l'aide d'un trocart, la cavité en communication avec un manomètre, la tension monterait à chaque inspiration, contrairement à ce qui se passe en cas de pneumothorax.

La terminaison habituelle des péritonites partielles est la suppuration, avec ouverture, à la peau, dans la plèvre ou dans les voies respiratoires, exceptionnellement dans le péricarde ; enfin, le plus souvent, en un point quelconque de l'intestin.

**2° Fistules gastro-intestinales.** — Elles se font surtout, entre l'estomac et le côlon. On ne peut guère que les soupçonner par l'apparition de l'entérite et d'une cachexie rapide.

**3° Périgastrite.** — Les adhérences qui se forment entre l'estomac et les organes voisins ou avec les parois se traduisent par des douleurs continuelles et souvent très intenses ; elles se produisent surtout lorsque le malade est debout, ou change de position ; lorsqu'il se lève, par exemple après un repas, et que l'estomac distendu tiraille douloureusement sur ses attaches. Le siège de ces douleurs et leurs irradiations pourraient faire supposer le siège des adhérences ; c'est ainsi que les douleurs de l'hypocondre droit, avec irradiations à l'épaule droite, appartiendraient plus spécialement aux adhérences unissant l'estomac au foie.

Les signes physiques sont assez vagues. Dans les cas faciles, on percevrait un empâtement périgastrique plus ou moins marqué ; on a signalé la possibilité d'une dilatation sans stase, enfin l'immobilité de l'estomac lorsqu'on l'insuffle.

**4° Sténose du pylore.** — V. le chapitre spécialement consacré à cette affection.

**5° Transformation de l'ulcère en cancer.** — Assez souvent, on voit des malades, qui présentaient les signes d'un ulcère chronique de l'estomac, maigrir rapidement, on trouve, bientôt, de la polyadénite : le foie devient gros, dur, douloureux ; la mort survient en quelques semaines ou quelques mois. A l'autopsie, on trouve un cancer. Nous verrons plus loin, en étudiant le cancer, comment il faut interpréter ces faits.

## § 4. — MARCHE. DURÉE. TERMINAISON.
## PRONOSTIC

Depuis l'apparition des premiers symptômes jusqu'à ,la terminaison, l'ulcère peut revêtir deux aspects, suivant que son évolution est aiguë ou chronique.

Quelquefois, l'ulcère suit une marche aiguë : dans certains cas, les premiers accidents sont une hématémèse foudroyante ou rapidement mortelle, ou bien une péritonite. M. Bouveret parle aussi de faits où une hématémèse importante aurait été suivie d'une accalmie complète et de cicatrisation.

D'une manière générale, on ne peut affirmer qu'il s'agisse bien là de ces cas aigus ; on n'est jamais sûr d'assister au début de la maladie ; l'éclosion des accidents a pu être précédée d'une période latente, fort longue, tout ce qu'on peut dire, c'est que, d'après l'aspect des lésions, il semble, dans certains cas, que l'ulcération se soit faite très rapidement ; on ne trouve, autour de la perte de substance, presque pas trace de l'inflammation, qui est si nette dans les cas anciens ; le péritoine est demeuré à peu près intact et ne présente pas d'inflammation.

Dans la grande majorité des cas, l'ulcère évolue lentement : en moyenne de deux à cinq ans. Toutefois, cette évolution peut être infiniment plus longue, et embrasser, par exemple, une période de vingt ou trente années. Ces variations sont dues à la fréquence des rémissions, qui peuvent être complètes, et durer fort longtemps, si bien, qu'on pense, parfois, à une guérison véritable et et que, lorsque les accidents reparaissent, on se demande s'il s'agit d'une reprise ou bien d'une récidive. L'autopsie seule permet de trancher la question en montrant, à côté d'un ulcère en activité, une ou plusieurs cicatrices d'ulcères anciens.

La mort et la guérison sont à peu près aussi fréquentes l'une que l'autre. La mort est causée soit par le processus ulcéreux lui-même et par les accidents qu'il détermine (anémie consécutive à des vomissements ou des hémorragies répétés, perforation, sténose, etc.), soit par une infection secondaire, entre toutes la tuberculose pulmonaire.

Le pronostic est donc incertain. D'une manière générale, on connaît encore mal l'évolution de la maladie, parce qu'on a rarement l'occasion de la suivre d'un bout à l'autre; chaque malade en particulier se trouve, d'autre part, sans cesse exposé à l'hémorragie ou la perforation. En présence de ces accidents, il n'est pas toujours aisé de prédire d'emblée quel va être le dénouement; les hémorragies, par leur répétition, peuvent, alors même que chacune d'elles est de médiocre abondance, entraîner rapidement la mort; d'autres fois, au contraire, elles amènent une anémie qui pourrait bien être salutaire, puisque certains auteurs admettent la possibilité d'une cicatrisation qu'ils attribuent justement, au moins en partie, à cette anémie.

Il semble que, à part les cas aigus, toujours graves, l'ulcère présente deux périodes : la première, d'une bénignité relative, la seconde, au contraire, plus grave : les chances de guérison iraient en diminuant, à mesure que l'ulcère est plus ancien.

13.

Lebert et Brinton disent tous les deux que l'âge a une certaine influence ; la guérison serait bien moins fréquente chez les sujets déjà vieux, au-dessus de 4o ans, par exemple,

## § 5. — DIAGNOSTIC

**1° Diagnostic différentiel.** — Il est des plus simples dans la forme commune, lorsque la triade symptômatique est bien nette.

Au contraire, dans les formes incomplètes, il peut devenir fort malaisé.

Tant qu'on n'aura pas l'hématémèse il est à peu près impossible de distinguer l'ulcère des hyperchlorhydries ; on ne pourra que le soupçonner si l'ingestion des aliments est immédiatement suivie de douleurs, et qu'on ait, bien nette, la douleur en broche.

La forme dyspeptique peut ressembler beaucoup aux gastralgies nerveuses. Les hystériques, en particulier, peuvent simuler tous les symptômes de l'ulcère, y compris l'hématémèse, qui, chez elles, survient, par exemple, au moment des règles.

D'autre part, la constatation des stigmates de la névrose ne suffirait pas pour qu'on doive lui rapporter les symptômes de l'ulcus, lorsque ceux-ci sont bien caractérisés.

Dans certains cas, les crises gastralgiques sont telles et séparées par des accalmies si profondes qu'on se demande si on n'est pas en présence de crises gastriques. Si nous ajoutons que les crises gastriques du tabès peuvent s'accompagner d'hématémèses, que le tabès à symptômes gastriques est souvent un tabès fruste, parce que les manifestations gastriques appartiennent, le plus souvent, à la période préataxique du tabès, qui, on le sait, peut être fort longue, et enfin, que l'ulcère et le tabès peuvent parfaitement coexister, on comprendra que le diagnostic puisse quelquefois demeurer hésitant. Le chimisme ne sert à rien ici, l'hyperchlorhydrie est le fait ordinaire, dans les deux maladies.

L'hématémèse elle-même peut faire penser aux varices œsophagiennes des cirrhotiques; en ce cas, on le sait, les hématémèses sont précoces, survenant avant que les signes de cirrhose atrophique soient encore bien nets. A cette période, peuvent très bien exister des symptômes de gastrite alcoolique, attirant l'attention du côté de l'estomac.

Dans les gastrites chroniques simples, on peut quelquefois observer des hématémèses assez abondantes, mais c'est là, croyons-nous, une infime exception.

Les vomissements peuvent, par leur répétition, en imposer et faire croire à une intoxication, l'auto-intoxication gravidique, l'urémie, etc., l'examen du suc gastrique pourra être utile en montrant l'hyperchlorhydrie; il faut, en outre, éliminer soigneusement toutes les causes d'intoxication.

Enfin, lorsque l'ulcère s'accompagne d'amaigrissement, on peut penser au cancer. Les éléments du diagnostic seront exposés plus loin.

**2° Diagnostic du siège.** — L'ulcère de l'*œsophage* est, en général, aisé à reconnaître. La douleur survient aussitôt après l'ingestion des aliments, siège plus haut, derrière le sternum, et s'accompagne d'une sensation d'arrêt.

L'ulcère du *duodénum* est moins facile à reconnaître ; de simples nuances le distinguent de l'ulcère de l'estomac. La douleur survient plus tardivement, 3 heures après les repas, elle siège plus bas, à droite de l'ombilic ; les hématémèses sont moins abondantes, l'hémorragie étant surtout intestinale, et se traduisant par melœna ; les vomissements peuvent contenir de la bile et du suc pancréatique.

Il est, ordinairement, fort malaisé, de reconnaître le point précis où *siège* l'ulcère *dans l'estomac*, sauf pour l'ulcus des orifices, qui se reconnaît aux signes de sténose de ces orifices. En effet, le moment d'apparition des douleurs n'a aucune valeur ; seul, leur siège et les positions que prend le malade pour soustraire l'ulcère au contact des aliments peuvent fournir quelques indices.

Nous ne reviendrons pas sur le *diagnostic des complications*. En présence d'une péritonite, peu importe la cause : ce qu'il faut savoir, c'est si le malade est opérable. L'abcès gazeux sous-phrénique est rare ; enfin, les fistules gastro-intestinales sont souvent méconnues. Nous aurons à parler, plus loin, du diagnostic de la sténose pylorique et de la transformation en cancer.

## § 6. — ÉTIOLOGIE. PATHOGÉNIE

L'ulcère est une maladie fréquente ; on l'observe une fois sur 200 malades. Il est deux fois plus fréquent chez la femme que chez l'homme, et apparaît surtout de 20 à 3o ans.

**1° Causes prédisposantes.** — On a invoqué :

**Infections aiguës ou chroniques.** — Fièvre typhoïde, infection puerpérale, tuberculose, syphilis. Nous verrons qu'on a même accordé à l'infection une place prépondérante dans la pathogénie de l'ulcère.

**Intoxications.** — Comme l'alcoolisme, elles prédisposent à la gastrite, qui a été incriminée comme cause de l'ulcère.

**Diathèses.** — Elles semblent avoir une certaine importance. Il est, en particulier, classique d'incriminer la chlorose. M. Hayem ne pense pas qu'elle prédispose aucunement à l'ulcère.

**Traumatismes.** — Enfin, on a vu l'ulcère apparaître à l'occasion d'un *traumatisme*. Tantôt c'est à la suite d'un coup sur l'épigastre, qu'apparaît la première hématémèse ; d'autres fois, il s'agit de traumatismes internes ; l'ulcère serait particulièrement fréquent chez les tourneurs sur métaux, les ouvriers qui manient des poussières dures, telles que celles de la porcelaine, du cristal, et sont exposés à en ingérer continuellement.

**2° Causes véritables de l'ulcère.** — On les connaît encore mal. Nous ne ferons que signaler, rapidement, quelques-unes des nombreuses théories émises, pour expliquer sa production ; on a incriminé tour à tour l'autodigestion, et toutes les causes susceptibles d'affaiblir la paroi gastrique.

**Autodigestion.** — Elle semble jouer un certain rôle ; l'ulcère n'existe, en effet, que sur les portions du tube digestif, qui entrent en contact avec le suc gastrique ; à l'œsophage, il n'occupe que le tiers inférieur et ne dépasse pas, dans le duodénum, l'ampoule de Vater, au niveau de laquelle le suc pancréatique et la bile neutralisent l'acidité gastrique.

De plus, dans l'immense majorité des cas, on constate que le suc gastrique est hyperacide ; à l'autopsie, on trouve les lésions de la gastrite hyperpeptique.

M. Bouveret a voulu attribuer à l'hypersécrétion une importance considérable ; on ne saurait dire que l'autodigestion, même en cas d'hyperchlorhydrie et d'hypersécrétion, suffit pour expliquer l'ulcère, puisqu'on peut, dans ces cas, observer des érosions de la muqueuse, sans ulcère.

**Causes d'affaiblissement de la muqueuse.** — Elles sont de deux ordres : c'est, ou bien un trouble circulatoire, ou bien une lésion de la muqueuse.

Pavy incriminait le *défaut d'alcalinité du sang*, qui, normalement, défend la muqueuse contre l'acidité du suc gastrique. Mais il faudrait démontrer que, chez les ulcéreux, cette alcalinité est réellement moindre ; d'autre part, sa diminution est notable dans la goutte, le diabète, par exemple, et, cependant, ces maladies ne prédisposent pas à l'ulcère.

Virchow incriminait l'*embolie* d'une artériole de la muqueuse. Mais les artérioles ne sont pas terminales ; d'autre part, l'expérimentation sur des animaux n'a jamais pu réaliser d'ulcère consécutif à une embolie.

La *stase veineuse*, comme, par exemple celle

des asystoliques, des cirrhotiques, ou même celle qui, dans l'hystérie (Gilles de la Tourette), peut très bien se produire, sous l'influence du spasme, peut affaiblir la paroi ; surtout dans les cas où il y a non seulement stase, mais *thrombose*, comme dans l'athérome. Expérimentalement, on voit se produire, après la ligature d'une artère importante de l'estomac, de vastes ulcérations, mais ce n'est pas de l'ulcère ; elles ne lui ressemblent pas du tout.

L'*infarctus* lui-même, quelle qu'en soit la cause, amène bien des ulcérations, qui, dans certains cas, avaient tous les caractères de l'ulcère simple (Rindfleisch). Mais la coïncidence des deux affections est plutôt rare ; l'infarctus ne saurait convenir qu'à un nombre de faits assez restreint.

L'*anémie* de la muqueuse ne fait que retarder la cicatrisation ; cette cause manque souvent ; fréquemment, l'ulcère atteint des individus manifestement non anémiés.

Les *lésions de la muqueuse* sont de plusieurs sortes : MM. Potain, Rendu et Duplay ont signalé des cas d'ulcère consécutifs aux lésions dues à un traumatisme épigastrique ; en cas de traumatisme, il se produit soit une déchirure de la muqueuse, soit une hémorragie interstitielle, qui, secondairement, donne naissance à une érosion ; mais dans les faits expérimentaux, ces pertes de substance cicatrisent rapidement, même si le suc gastrique est hyperacide, comme le montrent les interventions sur l'estomac au cours de l'hyperchlorhydrie et de l'ulcère.

Il en est de même pour les brûlures produites

par l'ingestion de liquides trop chauds (ulcère des cuisinières). La théorie de Rasmussen, qui incriminait le traumatisme continuel dû au rebord costal comprimé par le corset, est passible des mêmes critiques.

L'ulcère est-il un *trouble trophique?* Si on admet la théorie de M. Gilles de la Tourette, qui, ayant toujours vu l'ulcère coexister avec l'hystérie, tend à en faire une des manifestations de cette névrose, l'ulcère pourrait bien n'être que le résultat d'un trouble trophique analogue, par exemple, à celui qui, dans d'autres maladies, produit le mal perforant plantaire. Malheureusement, la coexistence de l'ulcère et de l'hystérie est, de l'aveu unanime, bien moins fréquent que ne l'affirme M. Gilles de la Tourette.

Actuellement, on tend à revenir à la vieille théorie de la *gastrite*, émise pour la première fois par Cruveilhier. Il est de fait que presque tous les ulcéreux présentent les lésions de la gastrite hyperpeptique ; elle prédispose à l'autodigestion, et, d'après certains auteurs, pourrait même créer, en certains points, une perte de substance, où le suc gastrique aurait tout le loisir d'exercer son action. M. Galliard met en cause les petits auras embryonnaires, qui existent dans toutes les gastrites. Ils siègent entre les culs-de-sac glandulaires, tout près de la sous-muqueuse, et pourraient dégénérer en véritables petits abcès, dont l'ouverture à l'extérieur produit une perte de substance. Ces petits abcès sont évidemment d'origine infectieuse; MM. Bœttcher, Letulle ont pu, en introduisant des microbes dans l'estomac ou le péri-

toine d'animaux, constater la production d'ulcérations gastriques, et de taches ecchymotiques; il
y a donc, en même temps, des troubles circula-
toires qui favorisent l'ulcération. MM. Chantemesse et Widal ont constaté, dans l'estomac
d'animaux morts d'infection générale, des ulcérations qui ressemblaient tout à fait à l'ulcère de
l'estomac. M. Galliard a relaté un cas d'ulcère,
chez un syphilitique, où la guérison fut obtenue
par le traitement spécifique.

Telles sont les principales théories; on voit donc
que le problème n'est pas complètement résolu.
Les causes invoquées produisent des ulcérations,
ordinairement banales, et guérissant rapidement;
on n'a pas encore pu reproduire à coup sûr, par
des expériences, l'ulcère rond; l'autodigestion d'une
muqueuse, affaiblie par un suc gastrique trop
acide, peut bien expliquer la production d'ulcérations; on ne sait pas encore pourquoi l'ulcère
présente sa forme arrondie, pourquoi il est le plus
souvent unique, enfin pourquoi sa marche est si
lente, et sa guérison si malaisée à obtenir définiti-
vement.

## § 7. — TRAITEMENT

**1° Traitement médical. — Pendant les phases
aiguës.** — Le traitement doit être uniquement
symptomatique; le médecin doit se proposer simplement de faire cesser, au plus tôt, les douleurs
et les vomissements.

Pour cela, l'indication capitale consiste à soustraire l'ulcus à toute cause d'irritation.

Les causes d'irritation extérieure à l'estomac seront supprimées, en imposant au malade le repos absolu au lit pendant toute la durée de la crise.

Mais les agents d'irritation principaux sont les aliments durs, volumineux, et le suc gastrique hyperacide. On recommandera donc au malade de ne prendre aucun aliment susceptible d'irriter mécaniquement la surface ulcérée. Le lait représente l'aliment de choix; il a l'avantage, en outre, de réduire au minimum la sécrétion.

Cruveilhier, ayant remarqué les bons effets du régime lacté absolu dans l'ulcère rond, le préconisait en ces termes:«Le régime lacté,voilà lemoyen de guérison de l'ulcère simple de l'estomac,le seul aliment dont cet organe puisse,en général,supporter la présence sans se révolter, le seul topique qui lui convienne; et quelquefois le lait, lorsqu'il est bien toléré, réussit comme par enchantement. »

Mais,nous l'avons vu (v. p. 186), le lait ne saurait suffire comme aliment habituel; or, bien souvent les crises douloureuses et les vomissements se répètent presque incessamment; d'autre part, il y a intérêt à maintenir l'estomac le plus longtemps possible au repos complet. Pour ces raisons, il convient souvent d'associer au lait la poudre de viande alcalinisée de M. Debove; elle calme, mieux que le lait, les douleurs, améliore notablement l'alimentation et n'excite presque pas la sécrétion. Il faut en faire prendre le plus possible; une centaine de grammes par jour, pour commencer; on tâchera ensuite d'augmenter progressivement, et de doubler la dose. Malheureusement le malade s'en dégoûte bien vite; on peut essayer d'aromatiser la poudre de viande avec un peu d'essence de menthe; il vaut mieux ne pas y joindre de confiture ou quelqu'autre mets agréable, mais ne convenant pas, puisqu'on se trouve en présence d'hyperchlorhydriques.

Lorsque le dégoût est insurmontable, un moyen reste encore, c'est d'introduire directement la poudre de viande par la sonde, de *gaver* les malades. Mais il faut être extrêmement réservé dans l'emploi de la sonde chez les ulcéreux, par crainte d'hématémèse; on n'aura donc recours au gavage que lorsqu'on y sera absolument forcé, lorsque le malade ne semblera pas avoir une grande tendance aux hémorragies, enfin lorsque l'emploi de la sonde sera absolument indiqué. Par exemple, dans les cas de vieil ulcère avec grande hypersécrétion, grande stase et violentes douleurs; les malades font alors de violents efforts de vomissements, sans cesse répétés, parce que la douleur ne serait calmée que s'ils arrivaient à vider complétement leur estomac, ce qu'ils ne parviennent pas à obtenir; dans ce cas, le sondage et l'évacuation de l'estomac amènent un soulagement immédiat, que l'emploi de la poudre de viande introduite par la sonde rend plus complet et plus durable; d'autre part, le danger est alors moins grand que si on abandonnait les malades à eux-mêmes, et si on les laissait se livrer à d'incessants efforts de vomissements.

Souvent, le régime sévère ne suffit pas à calmer rapidement les douleurs et les vomissements; il faut recourir à d'autres moyens.

L'emploi du *bismuth* à hautes doses, selon la méthode indiquée par Fleiner, est généralement recommandé. On introduit par la sonde, ou, simplement, on fait prendre au malade, dans un verre d'eau tiède, dix grammes de sous-nitrate de bismuth finement pulvérisé ; on lui recommande, ensuite, de se coucher pendant dix minutes sur le dos, puis de se tourner alternativement sur chacun des deux côtés et sur le ventre, en restant dix minutes dans chacune de ces positions. Cette manœuvre a pour but de répandre uniformément le bismuth, en couche mince, sur toute l'étendue de la muqueuse. Matthes a vu, sur des chiens, que le bismuth agit à la manière d'une poudre inerte, qui, se mêlant intimement au mucus, vient former à la surface de la muqueuse une sorte de « vernis protecteur », qui la soustrait à l'action du suc gastrique. Il faut donc, de préférence, donner le bismuth, lorsque l'estomac ne contient pas beaucoup d'aliments ; il est également nécessaire d'en donner une quantité suffisante ; de dix à quinze grammes chaque fois. Généralement, il est nécessaire de répéter cette dose deux fois dans la journée.

Le bismuth est, en cas d'ulcère, un des meilleurs calmants de la douleur ; les résultats sont souvent immédiats. Il ne faut pas craindre la constipation : elle est généralement peu intense, malgré ces doses véritablement formidables ; on en vient aisément à bout, à l'aide de quelques lavements simples, ou glycérinés (une cuillerée à bouche de glycérine pour un lavement ordinaire).

Dans les cas où le bismuth échoue, on s'adresse aux opiacés, et on donne de une à dix pilules d'extrait thébaïque à la dose de un centigramme par pilule.

Les anesthésiques de la muqueuse, tels que l'eau chloroformée saturée, la cocaïne, la codéine, le menthol, donnent de bons résultats. (Voir la manière de les formuler p. 194.)

Il faut éviter d'avoir recours aux piqûres de morphine, de crainte d'en donner l'habitude aux malades.

Les applications d'eau très chaude, ou de glace sur l'épigastre, donnent parfois de bons résultats.

Nous n'insisterons pas sur le traitement à employer lorsque les vomissements deviennent très abondants; nous renvoyons pour cela à notre première partie. (V. Indications thérapeutiques des vomissements.)

De même, nous ne reviendrons pas sur le traitement des hématémèses.

**En dehors des crises aiguës.** — Il faut surveiller étroitement le régime alimentaire du malade, le réalimenter progressivement, tout en interdisant formellement les mets irritants; les règles à suivre sont les mêmes que dans le cas d'inflammation ou intoxication chronique de l'estomac : nous n'y reviendrons pas. (V. p. 184.)

Il faut aussi s'occuper de l'hyperchlorhydrie, et surtout de l'hypersécrétion. On les traite par les moyens indiqués plus haut. Le *sel de Carlsbad artificiel* trouve ici, tout particulièrement, son emploi.

Enfin, on s'efforce de hâter la cicatrisation de l'ulcère. Le sous-nitrate de bismuth à hautes doses peut être employé dans ce but, en l'administrant tous les jours pendant plusieurs semaines, on a quelques chances de mettre la surface ulcérée à l'abri du suc gastrique, la cicatrisation s'effectue parfois, grâce à ce traitement, semble-t-il.

Le *nitrate d'argent* a été conseillé, dans le but de cautériser l'ulcère et d'activer par là le bourgeonnement de ses parois. On le donne de la manière suivante :

Nitrate d'argent...................  2 à 3 gr.
Eau distillée......................  un litre.

Une demi-cuillerée à bouche 3 fois par jour dans un demi-verre d'eau distillée (Roscheim).

Il faut évidemment le donner avant les repas, sans cela le nitrate d'argent déposerait sur le bol alimentaire, et n'exercerait aucune action sur la muqueuse. Pour la même raison, il faut employer l'eau *distillée* à cause des matières organiques que renferme l'eau non bouillie, et qui amèneraient la précipitation du nitrate d'argent.

M. Landouzy donne les pilules suivantes :

Poudre d'iodoforme............}
Sulfate de quinine............}  ãã 1 gr.
Excipient q. s. pour 100 pilules.

4 à 6 pilules 3 fois par jour.

**2° Traitement chirurgical.** — Il est indiqué, en cas d'accident ou de complication grave ; par exemple, lorsque les hémorragies sont très fréquentes, en cas de douleurs et de vomissements immodérés.

Il est absolument urgent, en cas de perforation, quel que soit l'état du malade. Même en cas de tendance naturelle à l'enkystement, il semble que l'intervention soit formellement indiquée.

Les fistules gastro-intestinales, lorsqu'elles causent une diarrhée lientérique, compromettant l'existence du sujet, sont une indication à l'intervention qui aura pour but d'amener leur oblitération.

La périgastrite peut, par les douleurs parfois atroces qu'elle détermine, nécessiter absolument l'intervention; le chirurgien tâchera de détruire les adhérences lorsqu'elles sont localisées.

Mais la grande cause d'intervention, c'est la sténose du pylore.

On a essayé d'amener la *cure radicale*, par résection de l'ulcère. Elle est indiquée surtout chez les gens âgés, chez qui l'ulcus tend à prendre une marche chronique, traînante; chez les jeunes sujets, le traitement médical suffit généralement.

# CHAPITRE II

## LE CANCER

### § 1er. — ANATOMIE PATHOLOGIQUE

**1º Description. — A. Caractères macroscopiques.** — Le cancer se présente à l'autopsie sous deux aspects principaux; ordinairement, il est localisé et forme une *tumeur ;* plus rarement, il *s'infiltre* et se diffuse à une partie plus ou moins grande de l'estomac.

1º TUMEURS CANCÉREUSES. — Elles siègent au pylore, dans plus de la moitié des cas, et occupent généralement le pylore lui-même, débordant souvent vers le duodénum.

Lorsqu'elle ne se trouve pas au pylore même, la tumeur cancéreuse occupe la partie voisine de la petite courbure; quelquefois le cardia. Il est exceptionnel de l'observer au niveau des faces ou de la grande courbure.

L'aspect de cette tumeur est variable, suivant l'abondance et la texture du tissu conjonctif; on peut diviser les tumeurs cancéreuses en deux classes :

*a*) Les unes sont peu saillantes : souvent ce sont de simples épaississements des parois, qui atteignent deux ou trois centimètres d'épaisseur. Leur coloration est blanchâtre, la surface, assez régulière; la consistance est celle du tissu fibreux; quelquefois, elle devient extrême, le tissu crie sous le scalpel qui ne l'entame que difficilement.

Tous ces caractères tiennent à l'abondance du tissu fibreux dans cette variété de tumeur, que l'on désigne généralement sous le nom de *squirrhe*, ou cancer dur.

*b*) Les tumeurs de la seconde variété sont molles : leur consistance se rapproche de celle des centres nerveux, d'où le terme d'*encéphaloïde* sous lequel on les désigne généralement : elles forment de grosses saillies irrégulières, bosselées, hérissées de villosités; leur coloration est rougeâtre, à cause de leur richesse en vaisseaux sanguins.

Ces tumeurs ont une friabilité extrême, aussi s'ulcèrent-elles rapidement. On trouve d'ordinaire des pertes de substances multiples, irrégulières, anfractueuses, ou bien une seule ulcération, qui, parfois, détruit la plus grande partie du néoplasme; toujours ces ulcérations présentent des bords épaissis, un fond bourgeonnant et sanieux; elles reposent sur une base indurée. Au contraire, dans la variété squirrheuse, l'ulcération est bien plus rare, et, lorsqu'elle se produit, demeure limitée et superficielle.

Le plus souvent, la tumeur cancéreuse offre des caractères intermédiaires à ceux de ces deux types. Certaines parties se rapprochent du squirrhe, d'autres ont plutôt l'aspect de l'encéphaloïde.

2° Infiltration cancéreuse. — Elle peut être partielle ou totale.

*a) Infiltration partielle.* — Elle offre l'aspect d'une plaque dure, épaissie et irrégulière, de dimensions variables. La consistance est, ordinairement, celle du squirrhe; on trouve, souvent, des parties molles, à côté d'autres plus dures. A la coupe, on ne reconnaît plus les trois tuniques; elles sont remplacées par le néoplasme qui, au niveau de ses bords, se termine irrégulièrement, et envoie, en différents points, des fusées entre les éléments qui constituent les tuniques du tissu sain.

*b) Infiltration totale.* — Elle est beaucoup plus rare.

**B. Caractères histologiques.** — Ils présentent de nombreuses variations, que l'on peut ramener à quatre types principaux, *en se basant sur le mode de groupement des cellules épithéliales :*

1° Epithélioma tubulé. — C'est la variété la plus simple. Il est essentiellement constitué par l'allongement, et probablement aussi la multiplication des tubes glandulaires. Ils sont séparés par un stroma conjonctif plus ou moins dense, qui, souvent, les dissocie par places, divisant chaque tube en plusieurs segments.

Les cellules glandulaires conservent, tout d'abord,

leur aspect normal. Puis elles prolifèrent et remplissent la lumière du tube; les cellules centrales deviennent alors polyédriques, par pression réciproque.

2° EPITHÉLIOMA LOBULÉ (fig. 17). — Dans cette variété, les tubes glandulaires ne sont plus orientés perpendiculairement à la surface libre de la muqueuse, mais se dirigent dans tous les sens. Ils sont plus ou moins groupés par lobules, séparés les uns des autres par des travées conjonctives plus épaisses.

3° EPITHÉLIOMA ALVÉOLAIRE (carcinome) (fig. 18). — Les tubes glandulaires n'existent plus; par places, on trouve des amas plus ou moins considérables de cellules polymorphes, atypiques; seules les cellules de la périphérie gardent quelquefois leur forme primitive et constituent une rangée d'éléments cylindriques.

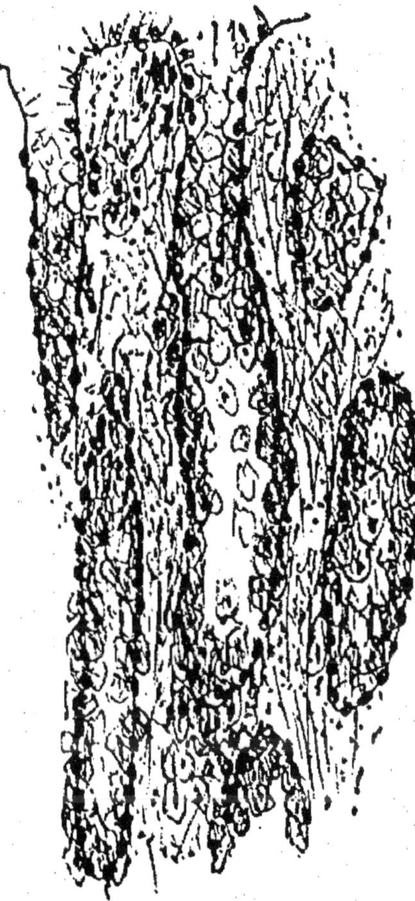

Fig. 17.—Epithélioma lobulé.

Ces amas de cellules épithéliales sont englobés par un stroma conjonctif irrégulier, qui se dispose en travées d'épaisseur variable, limitant de véritables alvéoles, que remplissent les cellules cancéreuses.

Cette disposition alvéolaire est surtout nette dans la partie profonde des néoplasmes ; c'est cette forme alvéolaire que l'on désignait autrefois sous

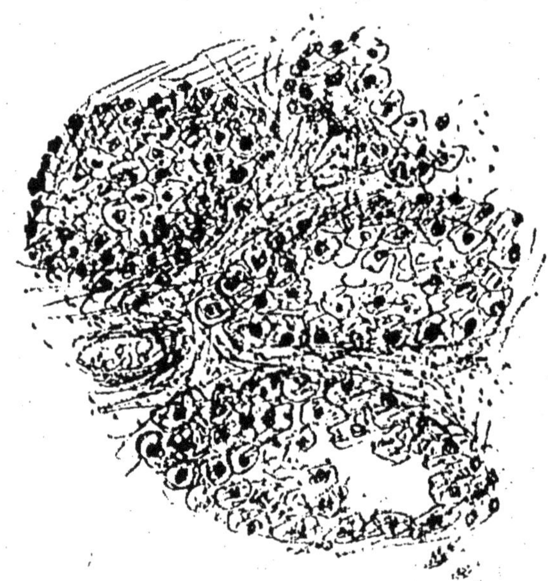

Fig. 18. — Epithélioma alvéolaire.

le nom de *carcinome*, ou cancer né du tissu conjonctif, dénomination qui, on le sait aujourd'hui, répond à une erreur d'interprétation, le cancer de l'estomac étant toujours d'origine épithéliale.

4° CANCER DIFFUS. — Ici, plus d'alvéoles, plus trace de disposition régulière ; les cellules cancéreuses forment, dans le tissu conjonctif, des amas irréguliers, des traînées diffuses, défiant toute description.

Dans toutes ces variétés, le tissu conjonctif peut demeurer analogue au tissu conjonctif ordinaire de l'estomac; la tumeur est alors molle, et contient de nombreux vaisseaux sanguins; c'est l'encéphaloïde; d'autres fois, le tissu conjonctif devient fibreux; on y trouve même de véritables noyaux de substance élastique; c'est le squirrhe.

**2° Évolution du cancer.** — Une fois constitué, le cancer présente deux phases : dans la première, la néoplasme augmente sur place, et s'étend, gagnant, peu à peu, les parties saines du voisinage; la deuxième phase est caractérisée par les propagations à distance, par voie sanguine et lymphatique.

**A. Phase d'extension sur place.** — D'abord limité à la muqueuse, le néoplasme détruit bientôt la *muscularis mucosæ*, envahit les autres tuniques de l'estomac, enfin, il arrive à la séreuse. Il est de règle que celle-ci s'enflamme; il se développe une périgastrite chronique, dont le résultat est la formation d'adhérences qui unissent l'estomac aux organes voisins, empêchant ainsi la production d'une perforation, lors de l'ulcération du néoplasme. Aussi, la perforation est-elle un accident des plus rares. Brinton ne l'a observée que 4 fois sur 100.

Quant aux adhérences, d'abord simplement inflammatoires, et constituées par du tissu conjonctif, elles sont, ensuite, tôt ou tard, envahies par les cellules cancéreuses. C'est ainsi que le néoplasme peut dépasser les limites de l'estomac, et s'étendre, par propagation, aux organes voisins.

Pendant que se fait cet accroissement en profondeur, le néoplasme gagne en largeur, et s'étend plus ou moins loin, entre les tuniques saines du voisinage. Aussi n'est-il pas rare de voir, à la périphérie de la tumeur, la muqueuse saine recouvrir le néoplasme; on y trouve seulement des lésions inflammatoires; une gastrite surtout interstitielle, avec présence, dans le tissu conjonctif épaissi, de nombreux éléments embryonnaires. Les glandes présentent, généralement, une atrophie plus ou moins marquée; elles peuvent, par places, subir la dégénérescence kystique, présenter l'aspect du polyadénome; plus rarement, elles offrent les lésions de la gastrite hyperpeptique.

L'infiltration cancéreuse se fait, surtout, aux endroits faibles de la paroi gastrique, c'est-à-dire dans les deux couches conjonctives, sous-muqueuse et sous-séreuse. Aussi est-il ordinaire de trouver, au-dessous de la tumeur principale, une base indurée, une plaque d'infiltration souvent extrêmement étendue, et sans limites précises; c'est ce qui explique le peu de succès des interventions chirurgicales, même au début, lorque le cancer semble bien limité.

Les *vaisseaux sanguins* sont, au cours de ce processus, atteints d'inflammation, et tendent à s'oblitérer. Cette oblitération, par les mauvaises conditions qu'elle crée pour la nutrition, est un des principaux facteurs de l'ulcération. Elle explique aussi que, malgré d'aussi vastes pertes de substances, les hémorragies soient relativement peu importantes.

Au cours de ce développement du cancer, l'aspect histologique peut être modifié de bien des

14.

façons, par les diverses dégénérescences que peuvent subir l'élément interstitiel ou les cellules cancéreuses. Signalons, seulement la *dégénérescence colloïde*, à cause de sa fréquence; certains points de la masse cancéreuse deviennent translucides, vitreux; histologiquement, les cellules épithéliales sont distendues par des boules de substance colloïde, lorsque le processus est à son début. Plus tard, la matière colloïde infiltre des portions plus ou moins considérables du néoplasme dont la structure primitive devient méconnaissable.

**B. Généralisation.** — Elle se fait par voie lymphatique et par voie sanguine.

1° EXTENSION PAR LES LYMPHATIQUES. — Presque aussitôt que le néoplasme a dépassé les limites de la muqueuse, des parcelles cancéreuses pénètrent dans les lymphatiques, et arrivent aux ganglions de la petite courbure; il faut, autant que possible, les enlever, au cours d'une intervention.

Bientôt, les cellules cancéreuses envahissent les autres ganglions; les principaux sont ceux du mésentère, et le ganglion sus-claviculaire gauche, signalé par M. Troisier. Les ganglions augmentent de volume, et, finalement, s'entourent d'une zone de périadénite. Histologiquement, on y trouve des amas plus ou moins gros de cellules cancéreuses.

2° GÉNÉRALISATION PAR VOIE SANGUINE. — Les métastases cancéreuses se font surtout dans le foie. Les cellules y arrivent par la veine porte, aussi les nodules cancéreux sont-ils, tout d'abord, localisés dans les espaces de Kiernan, où ils se déve-

loppent, refoulant autour d'eux les parties avoisi-
nantes qu'ils n'ont que peu de tendance à envahir.

Rapidement, les noyaux secondaires augmentent
de volume et deviennent perceptibles à l'œil nu.
L'organe est parsemé d'îlots irréguliers d'un blanc
mat, qui représentent les foyers multiples du
cancer.

La marche du cancer n'a rien de fixe. Certains
se généralisent, presque d'emblée, alors que la
tumeur est encore à peine formée ; ailleurs, le
cancer se développe sur place, et n'a qu'une tendance presque nulle aux extensions secondaires à
d'autres organes.

**3° Diagnostic anatomique.** — 1° Tumeurs bénignes. — Nous ne ferons que signaler les *tumeurs
bénignes* (lipôme, fibrôme) ; elles sont exceptionnelles, grosses comme un pois et une noisette, et,
par conséquent, ne donnent guère de symptômes.
Ce sont, le plus souvent, de simples trouvailles
d'autopsie.

2° Tumeurs malignes. — *A. sarcôme.* — Il nous
arrêtera peu ; il n'en existe qu'une vingtaine de
cas dans la science. Ce sont de grosses tumeurs
en champignon, molles et souvent ulcérées, avec
souvent des parties kystiques. Histologiquement,
on voit que la tumeur est formée aux dépens du
tissu conjonctif, qui est bourré de cellules rondes
ou allongées, disposées sans aucun ordre ; les
glandes sont étouffées par cette néoformation. Enfin, les vaisseaux ont des parois formées de tissu
embryonnaire, ce qui constitue un bon signe différentiel.

Nous nous arrêterons un peu plus sur la *linite*

*plastique* et l'*adénome*, à cause des difficultés que l'on rencontre pour les interpréter.

Sous le nom de *linite plastique*, on désigne une affection qui présente l'aspect clinique d'un cancer à marche lente, durant de 18 mois à 3 ans, et remarquable seulement par le peu d'importance des hématémèses.

A l'autopsie, on trouve un estomac généralement petit, dont les parois sont dures et hypertrophiées, surtout au voisinage du pylore. Aussi, ne s'affaissent-elles pas; parfois elles crient sous le scapel. La muqueuse est amincie, blanchâtre, et présente les lésions de la gastrite atrophique; l'hypertrophie atteint toutes les autres tuniques, surtout la sous-muqueuse et la séreuse; elles sont dix fois plus épaisses qu'à l'état normal, et constituées par du tissu fibreux très dense.

La sclérose se propage, souvent, aux parties voisines du péritoine et à l'intestin.

On discute encore sur la nature de cette affection; Brinton la rangeait parmi les néoplasmes; MM. Devic et Paviot ont soutenu cette théorie, en montrant que les lymphatiques sont remplis de cellules qu'ils interprètent comme étant de nature cancéreuse, ce qui est discuté. Il n'y a, d'ailleurs, jamais de métastases dans d'autres organes.

MM. Hanot et Gombault l'attribuent à la gastrite.

Enfin, d'autres auteurs mettent le point de départ dans le tissu conjonctif; M. Grasset rapproche la linite des sarcômes fibreux. M. Bouveret l'attribue à un œdème chronique et induré, d'origine lymphatique.

*B. Adénome.* — C'est une tumeur glandulaire; on en distingue trois formes :

*a) L'adénome polypeux,* facile à reconnaître : la surface de la muqueuse est hérissée de petites saillies, parfois pédiculées ; elles sont constituées par des glandes hypertrophiées, et qui, parfois, deviennent polykystiques ;

*b) L'adénome en nappe,* de M. Ménétrier, consiste simplement en une hypertrophie glandulaire généralisée et considérable; le diagnostic anatomique serait à faire avec la gastrite, non avec le cancer;

*c) L'adénome à type brunnérien,* au contraire, se présente, à l'œil nu, avec l'aspect d'un épaississement localisé de la muqueuse, dont le volume est plus que triple. Cet épaississement est parfaitement suffisant pour amener une gêne mécanique au fonctionnement de l'estomac, dont le calibre peut être très diminué au point malade. Histologiquement, on trouve (fig. 19) la muqueuse bourrée de glandes dirigées dans tous les sens, plutôt parallèlement à la surface. Ces glandes sont tassées les unes contre les autres, si bien qu'on a l'aspect d'une volumineuse glande de Brunner.

Ce qui distingue les adénomes du cancer, c'est le défaut d'envahissement des parties profondes et l'absence de généralisation.

Les adénomes sont importants à connaître, car ils peuvent s'ulcérer et semblent représenter la transition entre les gastrites simples, l'ulcère et le cancer. Toutefois, on a trop rarement l'occasion de les étudier, pour que l'on puisse se prononcer encore.

Enfin, le diagnostic anatomique est particuliérement difficile, d'avec certaines variétés d'*ulcère calleux*, dans lesquelles existe une ulcération en-

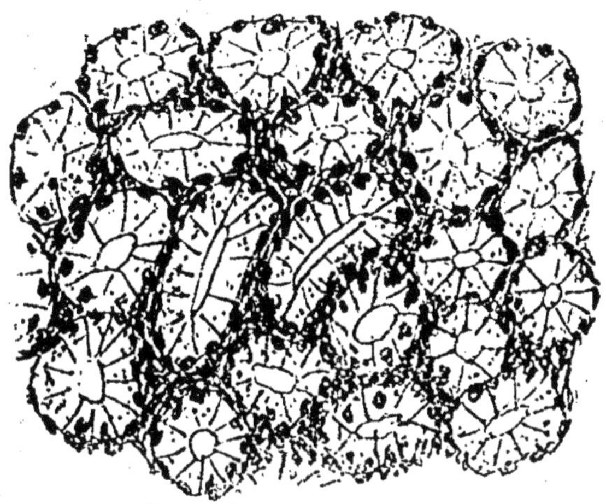

Fig. 19. — Polyadénôme à type brunnérien.

tourée d'une zone infiltrée et indurée ; l'infiltration peut donner lieu à de véritables tumeurs.

L'examen histologique ne lève pas toujours tous les doutes; certains interprètent ces faits comme des ulcères, d'autres, en font des cancers ulcérés. Nous n'insisterons pas, la question est encore à l'étude, et ne saurait, actuellement, être tranchée.

D'une manière générale, dans ces cas douteux, le meilleur critérium est encore la constatation de métastases cancéreuses dans les ganglions, ou dans d'autres organes.

## § 2. — ÉTIOLOGIE. PATHOGÉNIE

On connaît fort mal l'*étiologie* du cancer. On

sait seulement qu'il est extrêmement fréquent;
c'est l'un des cancers les plus fréquents; le premier
rang ne lui est disputé que par le cancer de l'uté-
rus et peut-être du sein.

A peu près toujours primitif, il frappe des hom-
mes de 40 à 50 ans de préférence.

L'influence de l'hérédité est discutée.

On ne connaît aucune cause prédisposante. A
l'autopsie, on trouve, toujours, des lésions de gastrite, mais c'est là une lésion si banale, que sa présence n'a aucune signification pathogénique.

Le cancer succède à l'ulcère 1 fois sur 5 (Mathieu)
sans qu'on puisse dire si l'ulcère est susceptible
de se transformer en cancer.

On ignore complètement comment se développe
le cancer de l'estomac, comme, du reste, tous les
cancers en général. On sait, seulement, qu'il naît
aux dépens de l'épithélium ; c'est un *épithélioma*.
M. Lancereaux croit que l'épithélioma cylindrique
naît du canal excréteur des glandes, et de l'épithélium de revêtement ; tandis que le cancer alvéolaire se développe aux dépens des culs-de-sac glandulaires.

Enfin, nous ne reviendrons pas sur ce que nous
venons de dire au sujet des polyadénômes, qui,
peut-être, représentent la première phrase du
cancer.

## § 3. — SYMPTOMES

**1° Forme commune. Cancer du pylore. — A.
Début.** — Il est lent et insidieux. Généralement
les malades présentent, depuis longtemps, les

signes d'une dyspepsie sensitive motrice, avec plus ou moins de fermentations. Mais cette dyspepsie est, souvent, un peu spéciale par une anorexie complète et tenace, ne portant quelquefois que sur la viande et les graisses.

D'autres fois, surtout chez les jeunes sujets, cette phase de début manque, ou passe inaperçue, ou, enfin, est réduite à son minimum.

**B. Période d'état.** — 1° SIGNES FONCTIONNELS. — Ici, comme dans l'ulcère, nous trouvons une *triade symptomatique*, caractérisée par la *douleur*, les *vomissements*, les *hématémèses*.

*a) Douleur.* — Elle est en rapport plutôt avec l'inflammation chronique de la muqueuse qu'avec le cancer lui-même. C'est une douleur moins vive et plus diffuse que celle de l'ulcère : elle ressemble à celle d'une dyspepsie banale, et présente son maximum après les repas : il peut, alors, exister soit des symptômes indiquant la production de fermentations, soit des sensations crampoïdes survenant vers la fin de la digestion, et occupant l'épigastre et l'hypocondre droit. Ces douleurs crampoïdes coïncident, parfois, avec l'apparition de contractions péristaltiques visibles.

La douleur est seulement plus continue que dans les dyspepsies ordinaires ; elle ne présente que des rémissions incomplètes ; toujours, les malades ont une sensation pénible, pesanteur, picotements, etc.

Quelquefois, cependant, chez les sujets nerveux, l'élément douleur prend une importance bien plus considérable, si bien qu'on a décrit une *forme douloureuse*, comme pour l'ulcère.

Enfin, parfois, la douleur ressemble à celle de

l'ulcère ; elle se localise à l'épigastre et présente le point dorsal ; l'ingestion des aliments la provoque : ces faits semblent se rapporter aux cas de *cancer ulcéré*.

*b) Vomissements.* — Ils n'apparaissent, généralement, qu'après un certain temps. D'abord, ils surviennent de façon fort irrégulière, à l'occasion d'un écart de régime, d'une indigestion ; ils sont formés de mucosités en plus ou moins grande abondance, avec des aliments mal digérés.

En même temps, on voit, souvent, surtout lorsque le cancer est déjà ancien, des vomissements, ou plutôt des régurgitations aqueuses ; ce sont les « eaux du cancer ». Elles sont rendues, sous forme de pituite, à divers moments de la journée sans efforts, sans nausées, comme celles des alcooliques. Le malade rend une ou deux gorgées d'un liquide aqueux formé, en grande partie, par de la salive. M. Hayem les dit presque caractéristiques, lorsque le malade n'est pas un alcoolique.

Au bout d'un certain temps, apparaissent d'autres vomissements, en rapport, ceux-là, avec une sténose du pylore. Le malade rend, à la fin des digestions, ou après, les aliments du repas précédent. D'abord, ces vomissements surviennent seulement de temps en temps, après un repas trop copieux, puis ils se rapprochent, et finissent par devenir quotidiens. Enfin, à mesure que l'estomac se fatigue, il se dilate progressivement, et finit par ne plus évacuer son contenu qu'une ou deux fois par semaine.

C'est alors que les matières vomies sont caractéristiques par leur *abondance*, et par la *présence d'aliments pris la veille ou l'avant-veille*, et encore reconnaissables, tellement le pouvoir digestif du suc gastrique est devenu faible.

A ces signes, qui indiquent une sténose pylorique, il convient d'ajouter la *fétidité* particulière des matières vomies; elles exhalent une odeur insupportable de beurre rance, ou même de putréfaction; cette fétidité est en rapport avec les fermentations excessives qui se produisent dans le cancer; c'est alors, que la proportion d'acide lactique atteint son maximum; dans le cancer encore, la flore de l'estomac est particulièrement riche, et de nombreuses espèces de microbes s'y trouvent représentés.

*c) Hématémèses.* — Elles sont, ordinairement, peu abondantes: de temps en temps, les vomissements sont striés de sang ou bien présentent une teinte brunâtre, comparable à celle du chocolat, et due à l'existence d'une certaine quantité de sang : ce sang est noir, parce que, d'ordinaire, il séjourne un certain temps dans l'estomac avant d'être expulsé. Rarement, on a de grandes hématémèses, comme celles de l'ulcère.

A cette triade symptomatique, qui d'ordinaire attire surtout l'attention, s'ajoutent des *symptômes accessoires*, tardifs, indiquant l'altération des autres parties de l'appareil digestif, et le mauvais état de la nutrition.

L'*anorexie*, qui, parfois, existait dès le début, est, alors, de plus en plus prononcée; il faut, cependant, remarquer que certains sujets conservent jusqu'au bout leur appétit.

La *langue* est souvent saburrale, ce qui indique

le catarrhe chronique des voies digestives. La bouche est fade, amère, ce qui est, probablement, en rapport avec les fermentations.

D'ordinaire, existe une constipation opiniâtre; toutefois, on note, de temps en temps, des crises de diarrhée, survenant, pour Brinton, quand le néoplasme s'ulcère, tandis que, d'après M. Tripier, cette diarrhée serait due à la mauvaise élaboration des substances que l'estomac affaibli verse dans l'intestin.

Plus ou moins vite, se déclare une anémie progressive, qui, bientôt, devient extrême ; le sujet amaigri, cachectisé, est confiné au lit; sa peau prend un aspect terreux, jaune paille : cette anémie et cet amaigrissement progressent en dépit de tous les traitements, rien ne peut y remédier.

2° SIGNES PHYSIQUES. — *a) Examen du malade.* — Il donne les résultats suivants :

L'estomac est, ordinairement, peu sensible au palper, sauf lorsque le néoplasme s'est ulcéré.

Ce qu'on doit, avant tout, rechercher soigneusement, c'est l'existence d'une *tumeur*. Elle manque rarement, surtout lorsque l'affection est quelque peu ancienne, mais, malheureusement, elle est souvent, fort difficile à constater, à cause de la situation profonde du pylore, et de ses rapports avec le foie, qui s'avance au devant de lui et le dérobe à l'exploration. D'autres fois, c'est l'estomac ou le côlon, qui, distendus, s'opposent au palper.

Lorsqu'on procède comme nous l'avons indiqué dans notre première partie, on arrive, souvent, à percevoir plus ou moins nettement, une masse irrégulière, dure, bosselée, dont il est extrêmement difficile d'apprécier le volume, parce qu'on la sent à bout de doigt, et sans pouvoir en faire le tour. Elle occupe, de préférence, l'hypocondre droit au voisinage de la ligne médiane, et, ordinairement, immédiatement au-dessous du foie. Cependant, lorsque l'estomac est très dilaté, le pylore s'abaisse, et la tumeur devient sous-ombilicale.

Généralement immobile, cette tumeur peut-être soulevée par les battements de l'aorte, ce qui ne doit pas faire conclure à un anévrysme; d'autres fois, elle adhère intimement au foie et suit, comme lui, les mouvements respiratoires. Il est très important de chercher à apprécier exactement le degré de mobilité qu'on peut imprimer à cette tumeur; il renseignera sur l'existence d'adhérences, et même sur leur étendue.

Au lieu de cette tumeur bien localisée, on peut sentir un empâtement diffus, dû à l'envahissement des ganglions mésentériques, et à la périgastrite. En ce dernier cas, la palpation, ordinairement presque indolore, fait souffrir bien davantage le malade.

La *percussion* montre que, rarement, l'estomac a conservé ses dimensions normales. Il est, généralement, dilaté; la grande courbure s'abaisse, parfois jusqu'au pubis; on trouve du clapotage, le matin à jeun, enfin, parfois, comme nous l'avons dit plus haut, des contractions péristaltiques sont visibles.

Il ne faut jamais terminer cet examen sans s'assurer que le foie n'est pas envahi, et sans noter l'état des ganglions. Assez rapidement, ceux de l'aine sont augmentés de volume; plus tardivement apparaît l'adénopathie du creux sus-claviculaire gauche, le « ganglion de Troisier ». D'abord durs et mobiles les uns sur les autres, les ganglions finissent par se confondre en une grosse masse bosselée, molle.

Les adénopathies acquièrent alors une grande valeur : en particulier, le ganglion de Troisier, lorsqu'il est gros comme une noisette ou davantage, doit, toujours, faire soupçonner l'existence de quelque néoplasme abdominal, et, en particulier, celui de l'estomac.

*b) Analyse du suc gastrique.* — Elle montre, presque toujours, une hypochlorhydrie marquée ; l'acidité peut, cependant, rester, même dans ces cas, relativement élevée, ce qui tient à l'abondance des fermentations, et, en particulier, à la présence d'une notable quantité d'acide lactique.

Quelquefois, l'analyse histologique des vomissements permet de déceler des débris cancéreux, au sein des caillots. Cette recherche est peu utile.

*c) Examen des urines.* — Il ne faut pas le négliger. Rommlaere avait donné, comme pathognomonique, la diminution de l'*urée*, dont le taux serait constamment inférieur à 12 grammes par 24 heures, chiffre qu'on ne trouverait dans aucune autre maladie. M. Albert Robin a montré que cette diminution est, simplement, en rapport avec l'état de la nutrition ; chez les malades qui s'alimentent encore, on ne trouve pas de chiffres aussi faibles ; lorsqu'après la gastro-entérostomie les malades se remontent un peu, le taux de l'urée s'élève.

Les *phosphates* sont, également, très diminués,

sans que cette diminution ait aucune valeur diagnostique.

Le taux des *chlorures* est, souvent, presque nul;
inférieur parfois à 1 gr. en 24 heures. Cette hypo-
chlorurie est en rapport avec la fréquence des
vomissements.

L'albuminurie existe quelquefois.

Enfin, M. Senator pense que la constatation
d'une notable quantité d'*indican* serait un adju-
vant précieux pour le diagnostic dans les cas douteux.

*d) Examen du sang.* — Il montre une diminution du nombre des hématies, parfois aussi considérable que dans l'anémie pernicieuse, avec diminution notable de leur teneur en hémoglobine. Cependant le nombre des hématoblastes n'est pas diminué; ce fait montre que l'appauvrissement du
sang tient, non à un défaut d'hématopoièse, mais
à ce que les globules rencontrent, chez les cancéreux,
des conditions peu favorables à leur développement.

Il existe, ordinairement, une légère leucocytose;
le nombre des globules blancs peut être triple;
jamais cette leucocytose n'atteint un degré bien
élevé.

**2° Formes cliniques.** — Le *siège* du cancer
modifie, dans une certaine mesure, le tableau clinique.

Les symptômes que nous venons d'énumérer
s'appliquent au *cancer du pylore.*

Celui du *cardia* évolue comme un cancer de
l'œsophage; la douleur est située plus haut, elle
est réveillée par l'ingestion des aliments et devient

alors, assez vite, très intense, dans certains cas ;
d'autres fois, au contraire, les malades n'éprouvent
qu'une sensation d'arrêt. Rapidement, apparaît
une dysphagie progressive ; par contre, les vomissements vrais sont remplacés par des régurgitations, qui se produisent aussitôt après l'ingestion
des aliments ; les hématémèses sont peu abondantes et rares ; l'estomac est plutôt rétracté.

Le *cancer des faces* reste volontiers latent ;
il ne gêne pas l'alimentation, ne cause que peu
de douleurs, les malades vomissent peu.

Certains cancers sont *très douloureux*. Nous
ne reviendrons pas sur la forme simplement caractérisée par l'exagération des douleurs, mais
nous voulons, ici, attirer l'attention, sur les cas de
*cancer succédant à un ulcère encore en activité
récemment ;* on a, alors, tous les symptômes d'un
ulcère, le diagnostic ne se fait que par l'apparition d'une cachexie rapide, avec généralisation au
foie, et adénopathies.

Les *symptômes accessoires* peuvent manquer ;
l'anorexie est, parfois, surtout chez les jeunes sujets ou les anciens ulcéreux, remplacée par de la
boulimie. L'état général peut, alors, rester satisfaisant pendant lontemps.

D'autres fois, au contraire, la *triade symplo-
matique* fait plus ou moins complètement défaut,
et le cancer n'est reconnu que par les symptômes
accessoires. On peut même, parfois, se tromper
sur son siège, ne reconnaître que la généralisation
au foie, la péritonite cancéreuse, etc.

M. Landouzy a même signalé, surtout chez les

jeunes sujets, une forme dont les seuls symptômes sont ceux de l'obstruction intestinale.

Enfin, certains cancers peuvent demeurer *latents* pendant un laps de temps parfois considérable, au bout duquel apparaît une cachexie rapidement mortelle. On pense, alors, à une marche particulièrement rapide ; à l'autopsie, on est tout étonné de trouver des lésions chroniques.

## § 4. — MARCHE, DURÉE, TERMINAISON, PRONOSTIC

Généralement, le cancer parcourt trois phases successives ; après une *phase latente*, plus ou moins longue, marquée seulement par les symptômes vagues du début, apparaît la triade symptomatique de la *période confirmée*. Enfin, au bout d'un certain temps, la *cachexie* fait son apparition ; la maladie, qui, jusque-là, avait pu revêtir une allure traînante, prend une marche rapide, et aboutit, en quelques semaines, ou en quelques mois, à la mort, qui est due à l'épuisement.

Il est rare que, dans les derniers mois, le *foie* ne présente pas des signes d'envahissement ; il s'hypertrophie, devient dur, marronné ; parfois, apparaît un peu d'ascite et de subictère ; les douleurs augmentent alors. Cet envahissement du foie indique, à brève échéance, une terminaison fatale.

Telle est la marche habituelle du cancer ; elle peut être entravée par diverses complications. Rarement, survient une hématémèse assez abondante pour entraîner la mort ; rarement, on voit apparaître une péritonite par perforation, comme dans l'ulcère. La généralisation aux séreuses est peu fréquente; l'envahissement du péritoine se traduit par de l'ascite hématique, et la constatation, après ponction, de masses irrégulières dans le péritoine; tardivement apparaissent des noyaux cutanés. Quelquefois, on observe une pleurésie, souvent hémorragique; parfois, enfin, les poumons sont envahis; cette invasion, souvent latente, se traduit, dans certains cas, par des douleurs vives, une dyspnée qui peut aller jusqu'à l'asphyxie de la toux, enfin, une expectoration gelée de groseille.

Assez souvent, on voit se développer des infections secondaires. Elles se comprennent aisément, lorsque le cancer ulcéré baigne constamment dans un liquide stagnant, en voie de fermentation, et où les ingesta introduisent, sans cesse, les agents pathogènes les plus variés.

L'infection se traduit, surtout, par des accès de fièvre, qui peuvent être sa seule manifestation clinique. D'autres fois, on observe la *phlegmatia alba dolens*, des *suppurations périgastriques*, généralement enkystées; elles viennent s'ouvrir à la peau, ou dans l'intestin. Enfin, beaucoup de malades meurent de tuberculose pulmonaire chronique.

En moyenne, le cancer dure de 12 à 14 mois; il évolue rapidement chez les jeunes sujets, ou dans les formes avec inanition. La mort peut être le fait d'une des complications que nous venons d'énumérer; parfois, les malades succombent à une attaque de coma, analogue au coma diabétique et de pathogénie encore obscure; généralement, ils succombent à la cachexie, ou à quelque maladie intercurrente.

Le *pronostic* est donc absolument fatal; nous verrons que le traitement, soit médical, soit chirurgical, ne peut que retarder la funeste échéance; c'est une question de *durée*, que l'on peut juger approximativement d'après la manière dont se fait l'alimentation. Tant que l'état général se maintient, tout va bien ; dès que le malade commence à maigrir et à s'affaiblir rapidement, s'il vomit beaucoup et ne mange pas, on peut prédire une aggravation rapide, et une mort prochaine.

## §5. — DIAGNOSTIC

Il peut être difficile, surtout au *début* de la maladie, avant l'apparition de la cachexie et de la tumeur, et dans les *formes anormales*.

Sans vouloir entrer dans tous les détails, nous indiquerons les principales causes d'erreur.

Au début, principalement, on pourra penser à une dyspepsie ayant pour cause une gastrite; nous savons, en effet, que certains malades, atteints du syndrôme de Reichmann, souffrent peu, ont une sténose du pylore avec tous ses signes, enfin, vomissent des liquides hématiques. Souvent, ils maigrissent beaucoup. La longue durée de l'affection ne prouve pas grand'chose; rien ne dit qu'un néoplasme ne peut venir se greffer sur une gastrite ancienne; le diagnostic se fera surtout par l'analyse du suc gastrique; lorsqu'on trouve de l'hyperchlorhydrie, le cancer peut être éliminé à peu près sûrement. Lorsqu'il y a de l'hypochlorhydric, le taux élevé de l'acide lactique créera de fortes présomptions en faveur du néoplasme ; l'apparition de la cachexie viendra bientôt transformer ces soupçons en certitude.

Nous ne reviendrons pas sur le diagnostic du cancer et de l'hyperchlorhydrie ou les dyspepsies nerveuses ; nous renvoyons à ce que nous avons dit dans un autre chapitre.

Le diagnostic d'avec l'*ulcère* sera, parfois, fort difficile à faire. En effet, les douleurs peuvent être analogues à celles de l'ulcère, en cas de cancer succédant à un ulcère, ce qui s'observe environ une fois sur cinq cancers (Mathieu), et en cas de cancer ulcéré.

Les vomissements peuvent ne pas différer ; les hématémèses abondantes appartiennent à l'ulcère, mais que de fois la quantité de sang rendue est moyenne, et peut aussi bien appartenir au cancer qu'à l'ulcère !

Un bon élément de diagnostic est la marche de l'anémie consécutive à une hématémèse de quelque importance ; vite réparée, dans l'ulcère, elle tend à devenir chronique, en cas de cancer. On peut dire, aussi, que l'hématémèse de l'ulcère amène, souvent, une sédation marquée des symptômes, qui n'existe jamais en cas de cancer.

L'examen de la nutrition générale n'est pas toujours décisif ; nous avons dit que, dans le cancer, elle demeure, pendant un certain temps, peu atteinte.

Les signes physiques ne sont pas toujours caractéristiques ; la tumeur peut manquer ; quant aux autres signes, ils appartiennent aussi bien aux deux affections.

L'analyse chimique du suc gastrique devient des plus importantes, dans ces cas douteux ; l'hyper-chlorhydrie ne manque guère dans l'ulcère : l'hypochlorhydrie est la règle dans le cancer. Les exceptions à cette règle sont des plus rares (Hayem).

Enfin, la *tumeur* peut, quelquefois, être le signe le plus saillant ; on est exposé à la confondre avec une tumeur des organes voisins. Celles du foie suivent les mouvements de la respiration, la vésicule biliaire est arrondie, superficielle, étroitement unie au foie ; les tumeurs du gros intestin peuvent être parfois fort difficiles à diagnostiquer ; on est, parfois, obligé d'avoir recours à l'insufflation de l'estomac ou du gros intestin.

Signalons, en particulier, le *cancer du pancréas*, qui cause une cachexie rapide, avec tumeur profonde, et bien voisine du pylore. Le diagnostic se fera par la constatation de subictère, les selles graisseuses, la présence du sucre dans l'urine.

Lorsque les foyers secondaires apparaissent rapidement dans d'autres organes, et que le cancer de l'estomac est encore latent, le diagnostic peut être des plus délicats. On peut confondre les métastases hépatiques avec les cirrhoses ; l'ascite peut faire penser à une péritonite tuberculeuse ou cancéreuse ; on a même vu des cas avec anasarque. Il faut alors faire un examen approfondi du sujet ; on s'aperçoit qu'il manque quelque chose au tableau clinique de ces diverses affections ; il est bien rare, d'autre part, que les signes gastriques fassent totalement défaut.

## § 6. — TRAITEMENT

On a vanté contre le cancer diverses substances, qui avaient, disait-on, des propriétés curatives vis-à-vis du cancer. Les deux plus connues sont le *condurango blanc*, tombé actuellement dans un juste oubli, et le *chlorate de soude*, préconisé par M. Brissaud. Il n'est certainement pas capable de guérir le cancer, mais amène parfois la diminution momentanée de l'obstacle pylorique; il semble agir, surtout, en restreignant l'élément congestif. On le prescrit de la manière suivante :

| | |
|---|---|
| Chlorate de soude...................... | 8 à 10 gr. |
| Eau............................... | 500 — |

Une cuillerée à bouche dans un demi-verre d'eau ou de lait, toutes les demi-heures.

Il ne faut pas dépasser 15 gr. de chlorate de soude par jour, c'est la dose maxima que l'on peut donner sans danger, encore faut-il que le sujet ne soit pas albuminurique, ce qui crée une contre-indication formelle (Huchard).

Il ne faut pas non plus faire prendre pure la solution que nous indiquons, à cause de la sensation de brûlure qu'accuseraient les malades.

Le traitement médical doit donc être *uniquement palliatif*. On doit tâcher de calmer les douleurs, et de soutenir l'état général.

Les deux indications sont, souvent, remplies par l'emploi d'un régime alimentaire combiné d'après les principes suivants : ne pas fatiguer l'estomac, qui est déjà hypochlorhydrique, et doit lutter, le plus souvent, contre un obstacle pylorique; et cependant être suffisamment nutritif pour retarder la cachexie.

Le lait est, parfois, très mal toléré ; cependant, il rend des services immenses.

La poudre de viande répugne au malade ; en l'introduisant par la sonde, on a, parfois, une amélioration notable.

Souvent, le régime alimentaire est insuffisant ; il faut avoir recours à d'autres moyens.

Contre la *douleur*, il ne faut pas employer les alcalins, tout à fait contre-indiqués ; on aura de préférence recours aux anesthésiques (eau chloroformée, cocaïne, morphine, etc.), ou bien aux applications de glace, aux cataplasmes laudanisés. Enfin, lorsque ces moyens ne suffisent pas, on est parfaitement en droit de morphiniser le malade, même au risque de le rendre morphinomane.

On a essayé de stimuler la *sécrétion*. L'acide chlorhydrique donne de très mauvais résultats ; les amers ne sont pas à ordonner. M. Hayem préconise, vivement, le képhir, il plaît au malade, n'exige pas un grand travail sécrétoire, et constitue un bon aliment. Il peut même ranimer, pour un temps, l'appétit.

Les *vomissements* peuvent compromettre gravement la nutrition ; il faut essayer de les arrêter. Le plus souvent, ils tiennent à la sténose du pylore ; il faut alors sonder les malades et vider l'estomac tous les jours ; on lui épargne ainsi des efforts pénibles, et on évite, en grande partie, les fermentations. Il ne faut pas abuser des *lavages*, qui, répétés trop souvent, semblent hâter la cachexie ; on se contentera donc d'un simple sondage, et on ne lavera l'estomac que tous les deux ou trois jours. On profite, souvent, de la présence de la sonde, pour gaver les malades à la poudre de viande.

Lorsque l'intolérance gastrique est absolue, on est bien obligé de suspendre l'alimentation buccale, et d'avoir recours aux *lavements alimentaires*. Mais il faut éviter, autant que possible, leur emploi ; on sait que les cancéreux qui maigrissent ainsi ont une peine infinie à rattraper le poids ainsi perdu, lorsqu'on reprendra l'alimentation buccale.

Que peut-on espérer d'une *intervention chirurgicale?* Jamais la guérison n'est définitive ; la survie varie de 6 mois à 3 ou 4 ans ; rarement plus.

La *pylorectomie,* ou ablation de la portion malade, ne donne pas de meilleurs résultats que la *gastro-entérostomie ;* de plus, la mortalité opératoire est bien plus élevée (6o p. 100) avec la première qu'avec la seconde opération, où, elle n'est que de 20 à 4o p. 100. Aussi s'adresse-t-on ordinairement à la gastro-entérostomie, toutes les fois que l'obstacle pylorique ne permet plus un passage suffisant des aliments, et que le malade est en état de supporter l'opération ; cette opération procure en général une accalmie de 6 mois, au bout desquels les signes reparaissent ; la mort survient après un nombre de mois variable.

# CHAPITRE III

## LES DÉFORMATIONS DE L'ESTOMAC

DIVISION. — On peut distinguer trois groupes :

1° Celles qui résultent d'un *rétrécissement*. Nous décrirons la *sténose du pylore* et l'*estomac biloculaire*, laissant de côté le rétrécissement du cardia, qui relève ordinairement d'une affection œsophagienne ;

2° Celles qui résultent d'un *déplacement de l'organe*, c'est-à-dire, la *gastroptose* et la *dislocation verticale de l'estomac ;*

3° Enfin, celles qui sont caractérisées par l'augmentation ou la diminution de volume de la cavité gastrique, c'est-à-dire la *dilatation de l'estomac* et l'*atrophie gastrique.*

Il est extrêmement rare de trouver une seule de ces déformations ; généralement, elles s'associent de façon variable, et peuvent devenir fort complexes, ce qui rend, dans bien des cas, l'interprétation malaisée. Nous ne décrirons que les principaux types.

### 1er — DÉFORMATIONS RÉSULTANT D'UN RÉTRÉCISSEMENT

**1° Sténose du pylore.** — **A. Anatomie pathologique.** — L'aspect du pylore varie suivant la nature de l'affection sténosante ; c'est une *cicatrice* fibreuse, blanchâtre, en cas de sténose consécutive aux ulcérations des gastrites aiguës par poisons corrosifs, ou à l'ulcère; d'autres fois, il s'agit d'une *tumeur*, comme en cas de cancer, d'ulcère calleux; c'est alors qu'on observe parfois des sténoses transitoires, où les symptômes disparaissent au bout d'un certain temps, lorsque la tumeur ulcérée tend à diminuer de volume, ou lorsque le gonflement de la muqueuse, consécutif à son inflammation, vient à disparaître.

Rarement, la sténose est complète; il existe d'ordinaire une lumière centrale, admettant le bout du petit doigt, un porte-plume, ou même moins; souvent, en cas de tumeur, cette lumière a un trajet sinueux, qui rend plus efficace même une obstruction incomplète.

Il est de règle d'observer, au-dessus de la sténose, une *dilatation* plus ou moins considérable de l'estomac, dont les parois sont tantôt hypertrophiées, épaissies (dilatation hypertrophique), tantôt amincies (dilatation avec atonie).

**B. Symptômes.** — 1° SYMPTÔMES FONCTIONNELS. — Le malade présente, ordinairement, deux symptômes cardinaux; des *douleurs* et des *vomissements*, auxquels se joignent bientôt des troubles de la digestion et de la nutrition générale.

Les seules douleurs qui appartiennent en propre à la sténose, sont des *douleurs crampoïdes*, dues aux contractions de l'estomac qui essaie de vaincre l'obstacle. Elles sont très variables, comme ces contractions elles-mêmes. Chez les jeunes sujets, et au début de l'affection, elles font rarement défaut, et surviennent 2 ou 3 heures après les repas, par crises durant quelques minutes, et se répétant parfois plusieurs fois de suite. Au contraire, vers la fin de la maladie, l'estomac est devenu atone; et n'essaie plus de réagir que lorsque la surcharge est extrême; les crises ne se reproduisent plus que tous les 2 ou 3 jours.

A la période ultime, les douleurs crampoïdes sont remplacées par un tiraillement continu à l'épigastre et aux reins; il indique la distension continuelle de l'estomac, qui n'a plus la force de se vider complètement.

Les *vomissements* sont, comme les douleurs, dus aux efforts que fait l'estomac pour lutter contre l'obstacle. D'abord quotidiens et peu abondants, ils s'espacent bientôt, et ne se produisent plus que tous les 2 ou 3 jours. Ils deviennent, alors, extrêmement abondants, et sont constitués par un liquide aqueux, riche en mucus, parfois teinté de sang. On y trouve des aliments encore reconnaissables, à peine digérés; souvent, on remarque la présence de substances *ingérées la veille ou l'avant-veille*, c'est là un signe à peu près pathognomonique.

Les matières vomies exhalent, souvent, une odeur infecte, due à l'abondance des fermentations.

L'analyse chimique donne des résultats variables, suivant la sténose; on peut trouver tous les types de chimisme.

A ces symptômes cardinaux, s'ajoute bientôt une *soif* intense, que ne calme pas l'ingestion de boissons abondantes; elle est due à ce que la perte de liquide causée par les vomissements ne peut être compensée par l'ingestion de liquides, ceux-ci ne parviennent pas dans l'intestin, et, d'autre part, l'absorption par l'estomac est insignifiante.

Il existe, d'ordinaire, une *constipation* opiniâtre, souvent même des phénomènes de colite mucomembraneuse.

Les *urines* sont rares, denses, pauvres en urée et en chlorures, surtout dans le cancer.

Enfin, lorsque la sténose est ancienne et prolongée le malade maigrit progressivement, et finit par aboutir à une cachexie extrême, à une véritable inanition.

2° SIGNES PHYSIQUES. — *L'inspection* permet de reconnaître l'existence de *contractions* péristalliques.

*La percussion et la recherche du clapotage* montrent que la grande courbure descend au-dessous de l'ombilic, quelquefois le clapotage s'étend jusqu'au pubis. L'estomac est donc *dilaté*. Ajoutons que la dilatation est inversement proportionnelle à la fréquence et à l'abondance des vomissements ; les malades qui vomissent beaucoup, et ne laissent pas les aliments s'accumuler dans leur estomac, n'ont que peu de dilatation ; ceux qui vomissent rarement ont une dilatation parfois considérable.

Enfin, surtout en cas de cancer, le palper peut parfois déceler l'existence d'une *tumeur pylorique*, dont nous avons analysé les caractères dans le chapitre précédent.

c) **Évolution.** — Ordinairement, la marche est lente ; la sténose met des mois et des années avant de devenir complète. On la voit même parfois demeurer stationnaire, après avoir atteint un certain degré.

La *marche* n'est pas régulièrement progressive, mais procède par poussées, que séparent des accalmies. De temps à autre, surviennent des crises de douleurs et de vomissements, puis les malades semblent aller mieux pendant quelque temps, jusqu'au retour de ces accidents. L'amaigrissement finit par devenir progressif, mais les malades, bien que cachectiques, peuvent vivre encore quelque temps; même à ce degré, on peut quelquefois les améliorer.

Quelquefois, au contraire, la maladie évolue rapidement, d'une manière aiguë et, en quelques mois aboutit à la cachexie et à l'inanition.

*d*) **Diagnostic.** — Il est aisé de reconnaître l'existence d'une *dilatation*, mais est-elle bien due à une sténose : on peut l'affirmer lorsqu'on constate la réunion de contractions péristaltiques visibles, et de vomissements très abondants avec débris alimentaires ingérés les jours précédents. Mais il est des cas douteux, où on ne peut que supposer la sténose, en considérant le degré de la dilatation, et l'intensité des symptômes, surtout, des troubles de l'état général. Souvent, l'hésitation sera levée par la *recherche de la cause* qui, d'ailleurs, est capitale, pour le pronostic et] le traitement.

D'ordinaire, la cause est une affection organique du pylore, c'est-à-dire, l'*ulcère*, et surtout le *cancer*. Nous ne reviendrons pas sur le diagnostic de ces affections.

Nous avons déjà dit que la couture, ou bien le

*spasme du pylore* peuvent déterminer un certain degré de sténose

Il est aisé de reconnaître la sténose consécutive à l'*ingestion d'un caustique* ; elle survient rapidement, et devient, en peu de temps, complète : il s'agit d'une cicatrice rétractile.

Enfin, parfois, la sténose du pylore relève d'une *compression extérieure*, exercée sur l'estomac, soit par des brides de périgastrite, soit par une cholécystite, une tumeur du foie, du pancréas, etc.

Exceptionnellement, la sténose du pylore est *congénitale*, ou bien résulte de l'obstruction mécanique par un *corps étranger*, introduit accidentellement dans l'estomac.

Toutes ces causes peuvent, parfois, causer non plus une sténose pylorique, mais une *sténose souspylorique*, on pourrait parfois la diagnostiquer pendant la vie, par la présence dans les vomissements de suc pancréatique, et par l'émission de selles graisseuses.

e) **Pronostic.** — Il varie suivant [la rapidité et le degré de la sténose, mais, surtout, suivant la cause : on peut remédier, par une intervention chirurgicale, à toutes les sténoses; la guérison pourra être radicale, sauf, en cas de cancer.

*f)* **Traitement.** — Dans la sténose à marche rapide, il faut s'attarder le moins possible au *traitement médical*, qui est généralement sans profit.

Dans les formes chroniques, il faut tâcher de remplir deux *indications* :

1º Combattre la dilatation, en diminuant la stase ; il faut, pour cela, vider tous les jours l'estomac de son contenu, et le laver une ou deux fois par semaine, pour empêcher les fermentations.

2° Soutenir le malade. Les gavages à la poudre de viande donnent, quelquefois, de véritables résurrections. Pendant les poussées aiguës, l'intolérance gastrique est quelquefois absolue : on est, alors, obligé d'avoir recours à l'emploi de lavements alimentaires. On apaisera la douleur par les différents moyens que nous avons indiqués ; nous renvoyons aux chapitres où sont exposées les différentes affections susceptibles de donner naissance à la sténose du pylore.

Le *traitement chirurgical* permet de rétablir le cours normal des aliments, et leur arrivée dans l'intestin. On pratique aujourd'hui, presque toujours, la *gastro-entérostomie*, qui donne des résultats excellents : la *pyloroplastie* et la *divulsion digitale* du pylore sont, généralement, abandonnées.

**2° Estomac biloculaire.** — Nous ne dirons que quelques mots de cette affection, à cause de sa rareté.

**A. Étiologie.** — Elle peut être congénitale ou acquise : dans le deuxième cas, elle est due soit à la rétraction cicatricielle d'un ulcère, soit, peut-être, à la constriction de l'estomac par des adhérences fibreuses, par le corset, soit peut-être enfin un spasme musculaire localisé. Nous connaissons un cas où elle était causée par un adénome à type brunnérien.

L'estomac est anatomiquement divisé en deux poches superposées ; ordinairement, c'est l'inférieure qui est la plus petite. Le point rétréci qui les sépare est de calibre variable ; parfois la sténose est aussi sévère que celle du pylore : une dilatation plus ou moins marquée se développe alors au-dessus.

*b)* **Symptômes.** — Cette affection ne donne de symptômes que si le degré du rétrécissement est suffisant ; on a, alors, tous les signes d'une sténose pylorique, dont on ne peut la distinguer que par le bruit de glouglou que font les liquides en passant d'une poche à l'autre, et, surtout, par l'insufflation, qui permet de reconnaître deux poches distinctes.

*c)* **Pronostic et traitement.** — Le pronostic et le traitement sont ceux de la sténose du pylore.

## § 2. — DÉFORMATIONS RÉSULTANT D'UN DÉPLACEMENT

**1° Gastroptose.** — Elle est, ordinairement, limitée au pylore, qui tend à s'abaisser et à devenir vertical : parfois, aussi, l'estomac tout entier s'abaisse, et son grand axe devient plus ou moins horizontal.

D'ordinaire, cette affection est associée à d'autres ptoses : entéroptose, ptose du foie, ptose du rein. Nous n'essaierons pas de faire, dans le tableau clinique, la part attribuable à l'estomac, la tâche serait trop difficile. Remarquons, seulement, que la ptose semble avoir surtout pour effet d'amener de la sténose du pylore, soit par coudure, soit par tiraillement. Aussi observe-t-on souvent un certain degré de dilatation de l'estomac.

Les douleurs ont ceci de particulier, qu'elles augmentent lorsque le malade se lève, et diminuent, souvent même disparaissent complètement par le repos au lit, d'où une précieuse indication thérapeutique; en soumettant les malades au repos au lit, on obtient ordinairement, en une quinzaine de jours, une amélioration très marquée.

Le traitement est celui de l'entéroptose.

**2° Dislocation verticale ou maladie du corset.** — Elle est caractérisée par ce fait que l'estomac tend à devenir vertical. Il y a donc ptose marquée du pylore, mais, en plus, l'estomac tend à devenir biloculaire, ce qu'on attribue soit à la constriction exercée par le corset, soit à l'accumulation des aliments dans la partie voisine du pylore qui se laisse dilater, tandis que la portion moyenne de l'estomac conserve son volume normal.

Les symptômes de cette déformation sont ceux de l'estomac biloculaire, ou de la ptose, suivant les cas.


## § 3. — DÉFORMATIONS CARACTÉRISÉES PAR L'AUGMENTATION OU LA DIMINUTION DE LA CAVITÉ GASTRIQUE

**1° Atrophie générale de l'estomac.** — Elle reste, ordinairement, latente pendant toute la durée de l'existence, et présente son maximum dans les cas d'infiltration cancéreuse diffuse, ou de linite plastique. Parfois, l'estomac est tellement diminué de volume que son calibre ne dépasse pas celui du duodénum.

**2° Dilatation de l'estomac.** — Elle est, au contraire, des plus importantes à connaître, en raison de son extrême fréquence.

1° Définition. — On entend, par le terme d'*estomac dilaté*, celui dont les dimensions sont agrandies en permanence ; l'estomac dilaté n'est pas susceptible, comme l'estomac atone, de revenir sur lui-même; pendant les périodes de vacuité.

2° Anatomie pathologique. — A l'autopsie, on constate un agrandissement, parfois énorme, de l'estomac ; parfois, il occupe tout le ventre, et peut contenir plusieurs litres. Ses parois sont ordinairement flasques, amincies, lorsque l'affection est ancienne; quelquefois, on les trouve hypertrophiées et plus consistantes que d'habitude.

Lorsque la dilatation atteint un certain degré, on trouve, habituellement, une *sténose organique du pylore*; parfois, cependant, elle fait complètement défaut, alors même que l'estomac est notablement dilaté.

On trouve, toujours, des lésions inflammatoires chroniques; souvent il existe, en outre, un cancer ou un ulcus.

3° Symptômes. — Nous les avons exposés en différents chapitres, surtout à propos du syndrôme de Reichmann, et de la sténose du pylore.

Toutes les dilatations sont caractérisées par les signes physiques qui permettent d'apprécier l'agrandissement de l'estomac. Le moyen le plus simple de reconnaître la dilatation est de rechercher l'étendue du clapotage ; on admet qu'il y a dilatation toutes les fois que ce clapotage est perçu au-dessous de l'ombilic. Pour distinguer la dilatation de l'atonie, on recherche l'étendue du clapotage, le matin à jeun ; dans l'atonie, l'estomac se vide complètement une fois la digestion achevée, tandis que la dilatation s'accompagne, généralement, de stase, si bien que, le matin, à jeun, on retrouve encore du clapotage, dont l'étendue a fort peu varié.

Les dilatations qui s'accompagnent d'hypertrophie musculaire présentent un autre signe physique ; nous voulons parler des *contractions péristaltiques visibles*, qui, nous le savons, indiquent la lutte de l'organe contre un obstacle à l'évacuation, c'est-à-dire une sténose pylorique.

Les signes fonctionnels qui accompagnent la dilatation sont extrêmement variés. Tantôt elle demeure absolument latente ; tantôt, elle se traduit par des signes de dyspepsie sensitivo-motrice, à forme flatulente, à cause de la fréquence et de l'abondance des fermentations ; d'autres fois, comme dans la sténose pylorique, elle est caractérisée par des douleurs et des vomissements abondants, et pouvant contenir des débris alimentaires ingérés la veille ou l'avant-veille.

Enfin, la dilatation peut déterminer toute une série d'accidents, qu'on trouve parfois, mais à un moindre degré, dans toutes les gastrites (Hayem). Ces accidents ont été étudiés surtout par M. Bouchard, qui les attribue à l'auto-intoxication due aux fermentations. Le foie se congestionne ; son augmentation de volume peut, en cas de constriction thoracique (corset), abaisser le rein droit. Puis apparaissent des névralgies diverses, de l'angine de poitrine, des sueurs localisées, des syncopes, tous les symptômes de la neurasthénie, enfin, des troubles viscéraux divers : bronchites, coryza, asthme, des dermatoses variées : eczéma, acné, diverses sortes de pityriasis. M. Bouchard signale, enfin, des nodosités siégeant à l'union de la première et de la seconde phalange des doigts; elles tiennent à l'exagération des tubercules osseux qui existent au niveau des insertions tendineuses périarticulaires; ces nodosités seraient, d'après, M. Bouchard, très importantes pour le diagnostic des anciennes dilatations.

L'interprétation de M. Bouchard n'est généralement pas acceptée; MM. Charcot et Debove font remarquer que beaucoup des accidents attribués par M. Bouchard à la dilatation appartiennent à la neurasthénie concomitante; M. Glénard rapporte à l'entéroptose beaucoup de ces accidents.

C'est également, semble-t-il, à la dilatation de l'estomac qu'il convient de rapporter la *tétanie*. MM. Bouveret et Devic l'attribuent à une auto-intoxication, spéciale au syndrôme de Reichmann. Elle se produit, en effet, surtout, chez les dilatés hyperchlorhydriques, et survient, de préférence, après les crises de vomissements. Cette particularité a fait émettre l'opinion que la tétanie est causée par une véritable déshydratation du sang, comme dans le choléra.

Cliniquement, la tétanie se traduit par des contractures douloureuses, qui, ordinairement limitées aux extrémités, peuvent se généraliser, et ressembler beaucoup au tétanos. Il existerait, alors, une certaine élévation thermique. Enfin, dans une troisième forme, les accès tétaniques ressemblent absolument à des crises d'épilepsie, avec contractures toniques, cloniques enfin, généralisées. L'accès peut se terminer par un coma mortel; d'autres fois survient du délire, de la tachycardie avec faiblesse du pouls.

La tétanie est mortelle dans les deux tiers des cas. Heureusement, c'est une complication très rare, il n'en existe qu'une trentaine de cas dans la science.

4° PATHOGÉNIE. — On discute encore sur les causes de certaines dilatations, tandis que, pour d'autres, la pathogénie est fort simple.

*a)* Dans les cas de dilatation avec sténose du pylore, le mécanisme consiste en ce que l'estomac se fatigue à lutter contre l'obstacle, et se laisse dilater, comme le cœur dans l'asystolie;

*b)* Au contraire, comment expliquer les cas de dilatation sans sténose? Nous avons déjà donné les différentes opinions dans le chapitre consacré à l'étude des intoxications et inflammations chroniques; nous n'y reviendrons pas.

5° DIAGNOSTIC. — Nous ne nous arrêterons pas à exposer les éléments du diagnostic; chemin faisant, nous avons montré comment on peut reconnaître l'atonie gastrique de la dilatation.

6° PRONOSTIC ET TRAITEMENT. — Le pronostic et le traitement sont surtout subordonnés à sa cause; nous avons, ailleurs, étudié chaque cas en particulier (ulcère, cancer, sténose, Reichmann, dyspepsie sensitivo-motrice).

## QUATRIÈME PARTIE

# RELATIONS MORBIDES
# DE L'ESTOMAC
# ET DES AUTRES VISCÈRES

Nous avons vu, en décrivant les différentes maladies de l'estomac, que les viciations de son fonctionnement sont de nature à retentir sur l'organisme tout entier. De même que l'estomac retentit sur les autres organes, ceux-ci, à leur tour, peuvent, lorsqu'ils sont malades, amener des perturbations du côté de l'estomac. Nous allons exposer les principales manifestations du retentissement des gastropathies sur les autres viscères, et des maladies des autres organes sur l'estomac.

## § 1er. — APPAREIL DIGESTIF

Il est bien rare qu'un trouble de l'estomac, aussi léger soit-il, ne retentisse pas sur tout l'ensemble des voies digestives.

Les variations d'aspect de la *langue* étaient, jadis, regardées comme très importantes; actuellement, on tend à les négliger. Il faut, cependant, reconnaître que l'état saburral de la langue est un indice du catarrhe des voies digestives, qui accompagne si souvent les gastropathies aiguës ou chroniques.

L'apparition de *muguet* doit être regardée comme d'un funeste augure.

L'*appétit* présente, au cours des maladies de l'estomac, de nombreuses variations. Le plus souvent, il est diminué; cette diminution peut être complète, elle peut même devenir une répulsion invincible pour les aliments.

D'autres fois, il est augmenté.

Enfin, il peut être perverti. Signalons la *malacia* ou goût des mets excitants et acides, et la *pica*, ou désir des aliments non alibiles.

L'*intestin* participe, généralement, aux inflammations de l'estomac. Souvent, on n'a pas seulement des gastrites, mais des gastro-entérites. Signalons, en particulier, l'importance de la duodénite, à cause de sa propagation possible au foie et au pancréas.

Au cours des gastropathies, on note, ordinairement, une *constipation* opiniâtre, mais dont il ne faut pas se préoccuper outre mesure; souvent elle disparaît lorsque la maladie d'estomac s'améliore; on a même pu voir ce phénomène en apparence paradoxal : l'ingestion du bismuth dans l'hyperchlorhydrie amène parfois de la diarrhée.

Nous avons, d'ailleurs, signalé, au cours des hyperchlorhydries, des crises de *diarrhée séreuse*, due probablement à l'irruption brusque dans l'intestin d'une grande quantité de liquide hyperacide. Les fermentations gastriques peuvent amener de la diarrhée.

Les maladies de l'intestin peuvent, à leur tour,

engendrer des troubles dyspeptiques : par exemple, la *colite muco-membraneuse* s'accompagne, parfois, d'embarras gastrique ; l'*entéroptose* peut amener des douleurs d'estomac, de la gastroptose, peut-être même un certain degré de *dilatation*.

D'étroits rapports unissent l'estomac au *foie* et au *pancréas*. Ces deux glandes sont, avec l'intestin, les principaux facteurs de la digestion, aussi, l'estomac peut-il être fonctionnellement aboli ; le sujet n'en ressentira pas de grands inconvénients, pourvu que le foie et le pancréas soient en bon état.

On connaît encore trop mal la pathologie du *pancréas*, pour que nous insistions sur ses relations morbides avec l'estomac.

Pour le *foie*, des essais ont été faits ; on a même décrit un « gros foie des dyspeptiques », dont l'existence est mise en doute par nombre de praticiens. Au cours des auto-intoxications d'origine gastrique, le rôle du foie doit être considérable, mais il est encore mal connu.

### § 2. — APPAREIL URINAIRE

On ne peut formuler de lois générales, concernant l'urologie des dyspeptiques ; on sait cependant que, lorsque les vomissements sont très fréquents, la quantité de l'urine s'abaisse notablement, ainsi que le taux de l'urée, des chlorures et des phosphates. Le taux de l'urée, est, d'une manière générale, en rapport avec l'état de la nutrition ; l'acidité est souvent inversement proportionnelle au degré de l'hyperchlorhydrie, ce qu'on explique en disant qu'au niveau de l'estomac l'acide est mis en liberté, les bases restant dans le sang. Mais il faut tenir compte de ce fait que l'acidité de l'estomac ne tient pas exclusivement sous sa dépendance celle de l'urine ; les variations de celle-ci reconnaissent bien d'autres causes.

Les *accidents gastriques de l'urémie lente* méritent une courte description. Un sujet de 45 à 50 ans, présentant les petits signes de brightisme, commence à devenir dyspeptique ; il se plaint d'un état nauséeux continuel, qui va en s'accentuant, et aboutit à des crises de vomissements, souvent très fréquents pendant les crises, qui deviennent alors une véritable intolérance gastrique. Les matières vomies ne sont pas très abondantes ; chaque fois, le malade rend quelques gorgées d'un liquide surtout composé de salive déglutie, sans débris alimentaires. L'acidité est, généralement, faible ; elle est due, surtout, à la présence d'acide lactique, les vomissements ne renfermant que peu d'acide chlorhydrique.

Le traitement de ces accidents est celui de l'embarras gastrique ; il faut s'efforcer de se débarrasser des substances toxiques ; ceci fait, on pourra combattre l'état dyspeptique par des calmants tels que le menthol, la morphine à doses faibles (un quart à un demi-milligramme par jour, en potion).

Enfin, au cours de l'urémie, peuvent survenir de grandes hématémèses, dues à des érosions hémorragiques ; elles peuvent être facilitées par l'existence de varices de l'estomac.

## § 3. — APPAREIL CARDIO-VASCULAIRE

On a signalé des *palpitations* et des *asystolies d'origine réflexe*.

Ces troubles se produisent presque uniquement dans les gastropathies qui s'accompagnent de grande distension gazeuse; on les observe après les repas, surtout chez les femmes nerveuses.

Les *palpitations* surviennent, alors, par crises d'une durée variable. Elles peuvent s'accompagner de tachycardie, plus fréquemment, peut-être, de bradycardie, enfin, quelquefois, le pouls est irrégulier.

L'*asystolie réflexe*, décrite surtout par M. Potain, est annoncée par de la dyspnée, puis le cœur se dilate, et les accidents asystoliques apparaissent. Ils sont, d'ordinaire, légers et transitoires. M. Potain les attribue à un réflexe vaso-moteur, agissant sur le poumon, d'où gêne du cœur droit. Il repousse les deux autres interprétations proposées; c'est-à-dire l'intoxication et la gêne mécanique par refoulement du diaphragme.

Enfin, on décrit souvent une forme de *pseudo-angine de poitrine*, d'origine gastralgique. Après les repas, les malades ont de la pesanteur épigastrique, du ballonnement du ventre, des éructations : ces phénomènes durent de 10 à 20 minutes; il semble, en définitive, que ces accidents doivent plutôt être rapportés à la distension gazeuse de l'estomac; quand il existe de l'angine véritable, elle doit souvent être rapportée à quelque intoxication, en particulier, à l'urémie.

Tous ces accidents disparaissent très vite, dès

qu'on a nettoyé l'estomac par un lavage, et supprimé les fermentations.

## § 4. — APPAREIL RESPIRATOIRE

La *toux gastrique* peut assez souvent devenir gênante chez les tuberculeux. Après les repas, ces malades sont pris de violentes quintes de toux, attribuables soit à la distension gazeuse de l'estomac, soit à une action réflexe. Le fait essentiel est que, suivant la remarque de M. Marfan, ces malades toussent parce qu'ils mangent, et, ensuite, sont pris de vomissements, à la suite des quintes de toux.

Il faut, à tout prix, calmer ces vomissements; sans cela, la nutrition serait vite compromise. On y arrive aisément par l'emploi des anesthésiques, en particulier, de l'eau chloroformée saturée, que l'on prescrit par cuillerées à bouche après les repas, avant les quintes de toux.

Les phtisiques ont, souvent, des gastrites médicamenteuses, des dyspepsies nerveuses, enfin, de la myatonie gastrique et des fermentations. Il faut négliger, chez eux, les phénomènes dyspeptiques, et tâcher, quand même, de suralimenter les malades.

Parfois, surviennent, après les repas, des crises de dyspnée pseudo-asthmatique, surtout chez les enfants, après une indigestion, ou chez les adultes dyspeptiques. Dans tous les cas, il existe des fermentations qu'il faut combattre pour amener la sédation des accidents.

## § 5. — SYSTÈME NERVEUX

**Tétanie et Coma.** — Nous avons déjà signalé la *tétanie* et le *coma*, qui appartiennent à la dilatation de l'estomac.

**Troubles vaso-moteurs.** — Tout le monde connaît les troubles vaso-moteurs (alternatives de rougeur et de pâleur, sueurs, etc.), qui accompagnent les dyspepsies, celles surtout où il y a des phénomènes toxiques; nous n'insisterons pas.

**Nervosisme.** — Chemin faisant, nous avons suffisamment insisté sur l'influence considérable du nervosisme, dans la pathogénie de certains symptômes, en particulier, des manifestations douloureuses, pour n'avoir plus à y revenir. Ajoutons seulement que, chez beaucoup de prétendus neurasthéniques, on trouve, en cherchant bien, une gastropathie ancienne, qui pourrait bien expliquer, au moins en partie, leur neurasthénie, qui, souvent, s'améliore sous l'influence d'une bonne hygiène alimentaire.

Depuis Trousseau, on attache une grande importance au vertige *a stomacho læso*; actuellement, on sait que, le plus souvent, ces prétendus vertiges gastriques tiennent à une toute autre cause, par exemple à un trouble des organes des sens.

Nous terminerons par une étude des *crises gastriques du tabès*, et des phénomènes gastriques que l'on observe au cours de l'*hystérie*.

**Crises gastriques du tabès.** — Elles appartiennent à la période préataxique; elles se montrent d'ordinaire avant l'incoordination, et sont fréquemment contemporaines des douleurs fulgurantes.

La crise débute, brusquement, par une douleur, qui, d'abord vague et peu intense, ne tarde pas à croître, et présente bientôt une intensité extrême : le malade, pâle, abattu, accuse de violentes crampes qui l'épuisent ; il est anéanti, éprouve une sensation de brisement de tout le corps. Ces douleurs ne lui laissent aucun repos, ni jour ni nuit, elles présentent des paroxysmes, pendant lesquels leur intensité devient véritablement atroce.

La crise peut se borner à ces crampes, qui se font alors *à sec*, suivant l'expression de M. Fournier ; le plus souvent, elle se complète bientôt par l'apparition de vomissements. Le malade est pris de nausées ; il fait des efforts énormes pour vomir, puis finit par rendre, d'abord, des aliments du repas précédent puis, à mesure que la crise est plus ancienne, un liquide muqueux plus ou moins teinté de bile ; parfois apparaissent des hématémèses, généralement peu considérables. Enfin, au bout de deux ou trois jours, les vomissements se réduisent à quelques gorgées d'un liquide pituiteux. C'est alors que, malgré la vacuité de l'estomac, les efforts deviennent de plus en plus pénibles.

Ces symptômes s'accompagnent d'angoisses, de sueurs, de tachycardie, tout comme les coliques hépatiques ou néphrétiques.

On trouve l'abdomen contracturé. Lorsqu'on peut faire l'analyse du suc gastrique, on constate généralement de l'hyperchlorhydrie, mais M. Hayem fait remarquer que cela n'a rien d'absolu ; on trouve, parfois, de l'hypochlorhydrie ; l'état antérieur du chimisme n'influe en rien sur la crise gastrique.

La crise dure ainsi de un à trois jours, quelquefois de 5 à 6, puis, douleurs et vomissements s'arrêtent. Seul l'endolorissement général persiste encore quelque temps. Le malade, qui pendant toute la durée de la crise n'avait pu ni manger ni boire, retrouve son appétit, son estomac redevient tolérant, jusqu'à la prochaine crise, qui survient après un temps variable ; d'abord les crises sont éloignées, séparées par un intervalle de plusieurs mois, puis elles se rapprochent, se répètent tous les mois, ou même tous les quinze jours.

Il faut connaître les formes larvées : M. Fournier a décrit une forme flatulente, caractérisée seulement par une production abondante de gaz pendant quelques jours.

Ces crises surviennent, en général, chez des malades atteints de la forme viscérale du tabès ; aussi, le tableau symptomatique peut-il être fort incomplet et le diagnostic, parfois difficile, d'autant plus que les crises gastriques sont, parfois, pendant des années, la seule manifestation apparente du tabès ; les réflexes patellaires en particulier peuvent fort bien être conservés. Cependant, il est rare qu'on ne trouve pas quelques symptômes oculaires, strabisme, signe d'Argyll, etc... Souvent existent des douleurs fulgurantes, qui alternent avec les crises gastriques.

La difficulté que présente, dans certains cas, le diagnostic, explique les divergences d'interprétation qui séparent les auteurs au sujet des vomissements périodiques de Leyden et de la forme intermittente du syndrôme de Reichmann. On tend aujourd'hui à les rapprocher des crises gastriques du tabès. On se demande même, actuellement, s'il existe des crises gastriques, en dehors du tabès.

Le *traitement* est, malheureusement, bien peu efficace. Il faut mettre les malades au repos absolu, et les laisser à la diète complète pendant toute la durée de la crise. On essaiera de calmer les phénomènes douloureux et les vomissements, par l'eau chloroformée, le menthol, la cocaïne, la codéine, etc.; habituellement, ces calmants sont insuffisants; on peut essayer encore l'extrait gras de cannabis indica, à dose de 2 à 3 centigrammes par jour, dans une potion.

Généralement les injections hypodermiques de morphine sont seules capables d'atténuer un moment les douleurs.

**Manifestations gastriques de l'hystérie.** — Nombreuses sont les *manifestations gastriques de l'hystérie.* Nous allons énumérer les principales.

L'*anorexie hystérique* est *absolue*. La malade n'a pas faim, et se laisserait volontiers mourir d'inanition. Cette anorexie est des plus *tenaces*, ne cède ordinairement qu'à la suggestion, enfin, elle est souvent élective, certaines malades mangent des fruits, et ne veulent pas de viande par exemple.

Chose curieuse, les hystériques, qui restent des semaines sans manger, maigrissent très lentement.

La *dysphagie hystérique* est due à un spasme de l'œsophage; nous n'avons pas à la décrire.

La *gastralgie hystérique* survient après les repas, le soir, en se déshabillant, etc. La malade accuse des douleurs, souvent fort intenses, siégeant plutôt sur les saillies osseuses, et cédant bien aux médications qui agissent sur la peau (compresses d'eau sédative laudanisées, massage, faradisation).

Les *vomissements hystériques* sont de plusieurs sortes. Nous ne reviendrons pas sur les vomissements pituiteux et hémorragiques, déjà décrits (p. 32).

Au contraire, les *vomissements incoercibles* nous arrêteront un instant. Les malades vomissent plusieurs fois par jour, tout ce qu'elles prennent, et une certaine quantité de mucus; cet état débute brusquement, après une contrariété; les malades ne s'en inquiètent nullement, refusent de manger et se laisseraient mourir de faim, si on ne les traitait.

Toutes les médications réussissent, pourvu qu'elles s'accompagnent d'une suggestion suffisante. On a vanté les calmants, les applications externes, l'électricité faradique, l'aimant, etc.

On peut encore recourir à l'isolement complet. Souvent, des gavages à la poudre de viande, par la sonde, sont bien tolérés.

Enfin, M. Déjerine suralimente ses hystériques par le lait, il arrive à leur faire prendre, par suggestion, 5 à 6 litres de lait par jour.

Les *vomissements incoercibles de la grossesse* se rapprochent tellement des précédents que nombre d'auteurs les disent de même nature, tandis que d'autres invoquent l'auto-intoxication gravidique. Il convient de remarquer qu'ils surviennent presque exclusivement chez des névrosées, et que l'on doit, avant tout, les traiter comme des hystériques. Ce n'est qu'après avoir épuisé tous les moyens de traitement, et lorsque la vie de la femme est en danger, que l'on est autorisé à provoquer l'avortement.

# TABLE ANALYTIQUE DES MATIÈRES

## TROISIÈME PARTIE

## MALADIES CARACTÉRISÉES PAR UNE LÉSION ANATOMIQUE SPÉCIALE.

## QUATRIÈME PARTIE

# RELATIONS MORBIDES DE L'ESTOMAC ET DES AUTRES VISCÈRES

# TABLE ALPHABÉTIQUE

Poitiers. — Imp. Blais et Roy, 7, rue Victor-Hugo.

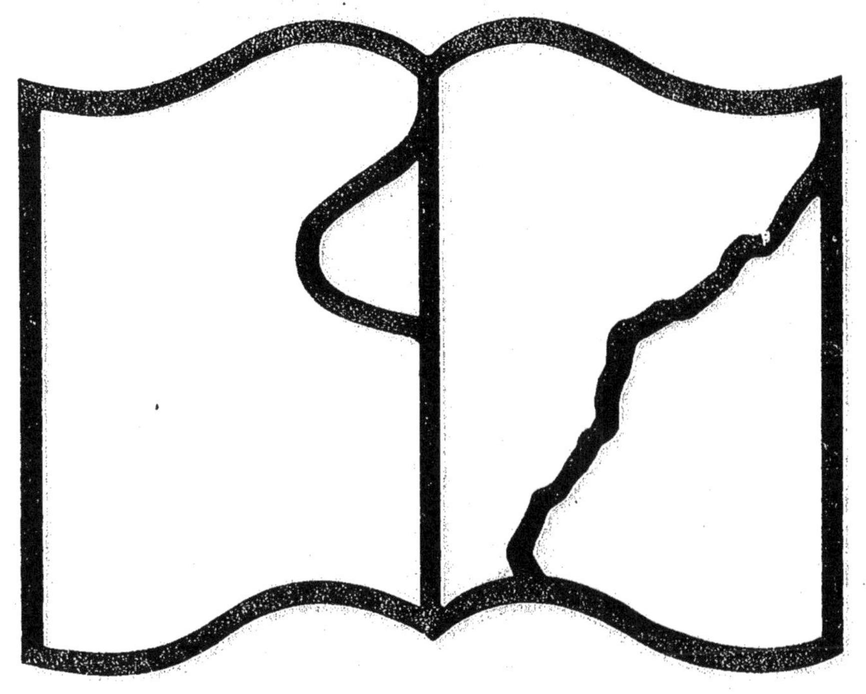

Texte détérioré — reliure défectueuse

**NF Z 43**-120-11

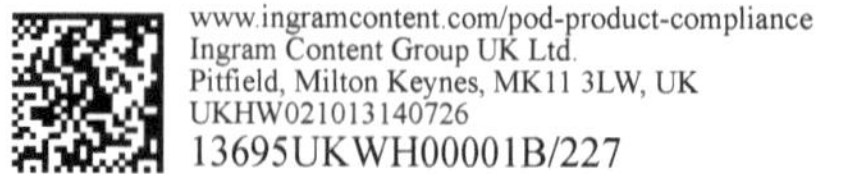